なぜ、病院が大赤字になり、医師たちは疲れ果ててしまうのか!?

医療をつくり変える33の方法

「日本の医療を守る市民の会」〔編〕
本田 宏〔監修〕

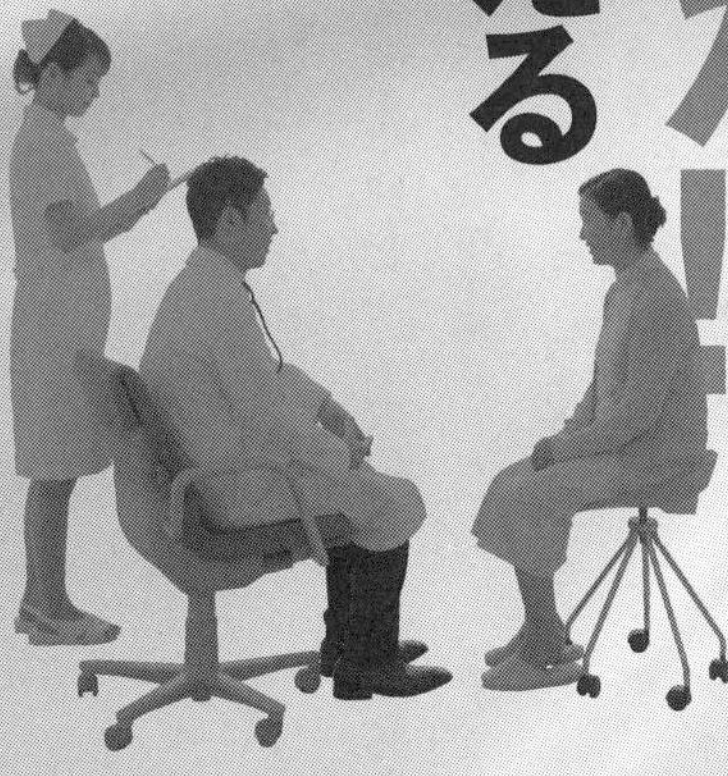

合同出版

●まえがき

「人の命はどこであれ、公正・公平でなくてはなりません」

ある地方で医療格差、医師の偏在など、地域医療の難問と格闘している方の言葉です。私と早川幸子さんが「日本の医療を守る市民の会」を始めた動機も、まさにこの方と同じ思いに背中を押されたのだと、あらためて意を強くいたしました。

私はファイナンシャルプランナーとして、生活者のみなさんのマネープランのお手伝いをさせていただいておりますが、ここ数年痛感しているのは、日本という国は人間として普通に生きていくためのコストが、なんと高い国なのだろうということです。たとえば、「子どもの教育費」「住まいの確保」「老後の生活費」「医療や介護への備え」など。

かつては安定した雇用や年齢とともに増額される賃金が、それらのコストを吸収してくれていましたが、もはやそのセーフティネットは破綻し、私たちの暮らしは防波堤がないままに、世界に曝《さら》されています。若い世代は先が見えない不安感から結婚や出産を躊躇《ちゅうちょ》し、中高年世代は何が起こるかわからない恐怖感から生命保険に過剰なコストを払っています。ところが、これらの選択によってさらに将来への不安が増すという悪循環に陥っているようです。

この悪循環を断ち切るには、お金のあるなしにかかわらず、誰もが必要に応じて、質の高い保育や教育、医療や介護などを受けられる社会の実現が不可欠です。このような社会福祉の分野に予算と人材が十分に確保され、人びとの生活を下支えする本来の役割を果たせば、私たちは将来に対する不安から解放され、消費も活性化するのではないでしょうか。

ところが、現実は逆へ逆へと向かっているように思えてなりません。

少子・高齢化の進行によって日本の活力が衰えると危惧されて久しいのですが、安心して子どもを産み・育てる環境の整備は遅々として進まず、将来を担う子どもたちを育てていこうという意思も、医療や介護を充実していくという方向性も示されてきませんでした。

現実には、「高齢者が増えるから医療費や介護費を減らす」という倒錯した方針が継続し、とりわけ医療現場は「疲弊」を通り越して「崩壊」と表現される事態にまで陥ってしまいました。

国民の命に直結する医療を何とか改善しなくてはと、私たちは「日本の医療を守る市民の会」をつくり、とりあえず知ることから始めようと、医療に関する勉強会などに参加し、さまざまな情報に接してきました。医療の世界はいくつもの問題が複雑に絡み合い、医療関係者でも患者でもない私たちには、現状の問題点を解きほぐすのさえ容易ではないことを痛感し、暗澹《あんたん》たる思いにとらわれることもありました。

しかし、医療制度はすべての人びとの公共財です。生命を守る最も基礎になるセーフティネットが崩壊しているようでは、私たちの生活の安心も安全も保障されません。

会の活動を通じて、医療を良くしたい・共に支え合いたい・行動したいという志を同じくする多くの方々との巡り合いがありました。本書の監修をいただいた本田宏先生をはじめとする執筆者の方々も、そのような熱い思いをお持ちになっています。

本書は、日本の医療がいまどんな問題を抱えているのか、それはどのような経過を経て生まれて来たのか？　どのような医療制度を作っていったらよいのか、私たちにできることは何か？　このような課題をさまざまな立場で医療問題にかかわっている方々に投げ掛け、それぞれの立場から解明、提言をいただきました。

本書が私たち一人ひとりが公共財である医療をどう支え、発展させていくかを考えるうえで参考になれば幸いです。

内藤眞弓（「日本の医療を守る市民の会」）

もくじ

第3章 お金の問題を通して医療の問題を考える

第4章 患者と医療従事者が信頼関係を築くために

装幀——佐藤健＋六月舎
組版——Shima.

第1章

いま、医療の現場で何が起こっているのか

01 日本の医者は徹夜明けでも手術をしなければならない

本田 宏（済生会栗橋病院副院長）

医師が20万人も不足している

医師不足によって産科や内科などの診療科の閉鎖が相次ぎ、ついに千葉県の銚子では市民病院が閉院に追い込まれました。全国で医療体制が崩壊している、その一番の原因は深刻な医師の絶対数不足です。

つい最近まで政府は、日本では将来、医師は過剰になり、いまの医師不足の原因は地域や診療科における「医師の偏在」だ、と主張してきました。ところが実際、日本の医師数は「経済協力開発機構」（ＯＥＣＤ）加盟国の中ではビリから４番目（図①）、なんとＷＨＯ（世界保健機関）加盟国の中では63位なのです。

現在日本の医師数は26万人から27万人で、人口10万人当たり２１０人とされていますが、ＯＥＣＤ加盟国平均の人口10万人当たりの医師数は３１０人ですから、ＯＥＣＤ平均と比較して約13万人も不足しています。さらに東北大学の伊藤恒敏教授は、日本が世界一の高齢化社会で、経済力や医師の労働時間などまで考慮すると医師数は20万人近く不足していると試算しています。

さらに、いま60歳を超えた団塊の世代が高齢化していくにつれ、日本は世界でも未曾有の高齢化社会を迎え、

図① 医師数の国際比較（人口1,000人当たり医師数）

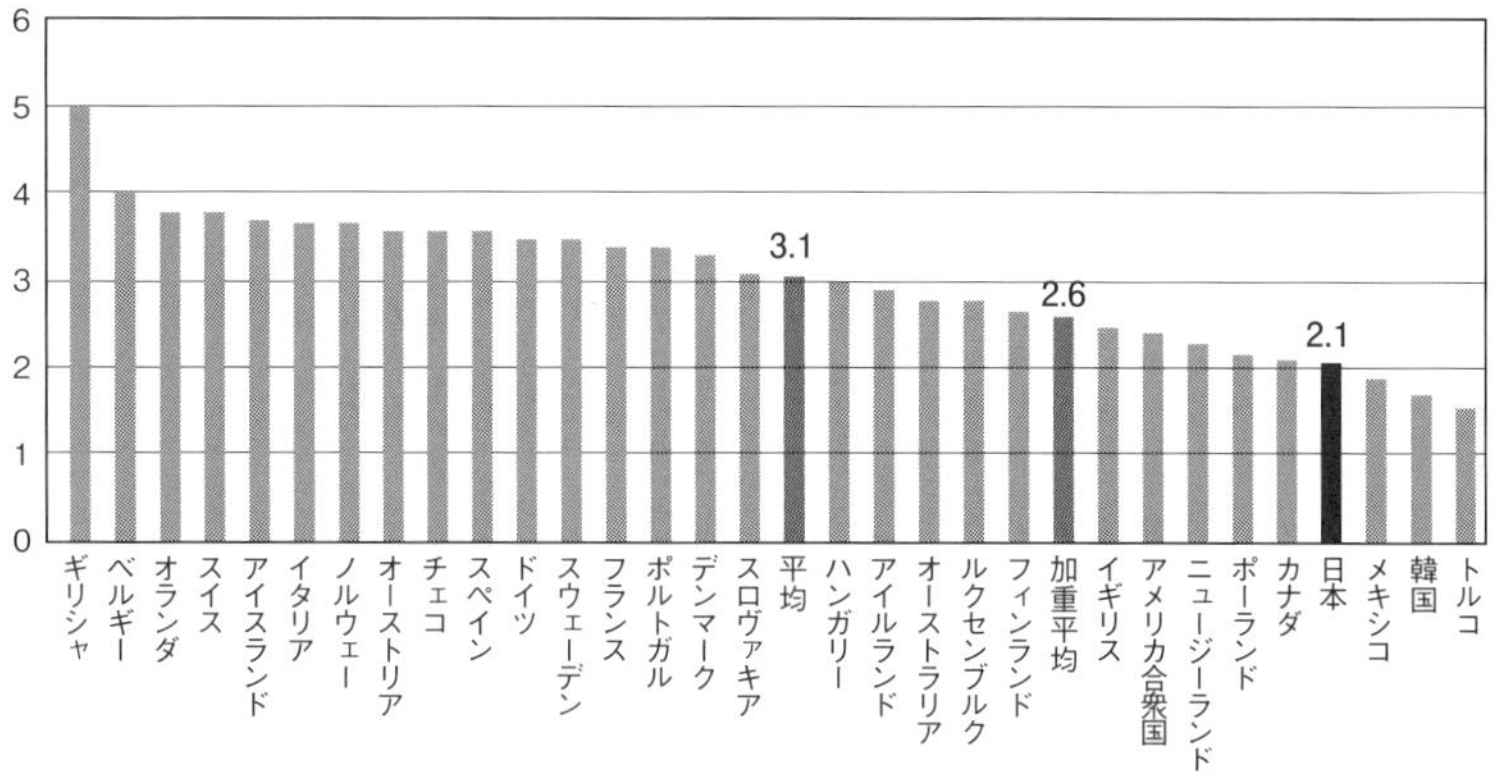

OECD:Health Data 2008

医療需要が爆発的に増加することは間違いありません。日本と同程度の医師不足に喘《あえ》いでいたイギリスではブレア首相が医学部定員50％増加に踏み切りました。日本より人口当たり医師数が多い米国でさえ将来の高齢化に対して医学部定員30％増を目指しています。一刻も早く日本でも大幅な医師増員の実施が不可欠です。

なぜ、日本では極端な医師不足が起こったか？

医師不足は、政府が医療費抑制を至上命題にしてきた結果です。実は、日本の人口当たりの医師数は、70年頃までは世界平均並みでした。しかし、医療の進歩とともに世界は医師増員を図ったのに対して、日本では逆に医師増員を抑制したのです。図②の日本と世界の医師数を見てください。

81年に答申された「土光臨時行政調査会」の主な目的は、行財政改革で、当時3K（3つの赤字）と言われた米・国鉄・健康保険の赤字解消が検討課題の目玉になりました。「健康保険赤字解消」の一環として、82年には医療費抑制の目的で医師養成数を削減する方針が閣議決定され、翌83年には、当時の吉村仁厚生省保健局長がいわゆる「医療費亡国論」を提唱して、医療に金をかけることは経済発展の邪魔になる、と主張したことは象徴的な出来事でした。73年には無医村解消などを目標に、「一県一医科大学」が設置されましたが、そのわずか10年後、せっかく増加に向かった医師養成数が削減の方針に転換されたのです。

図②　1960年から今までの日本と世界の医師数推移

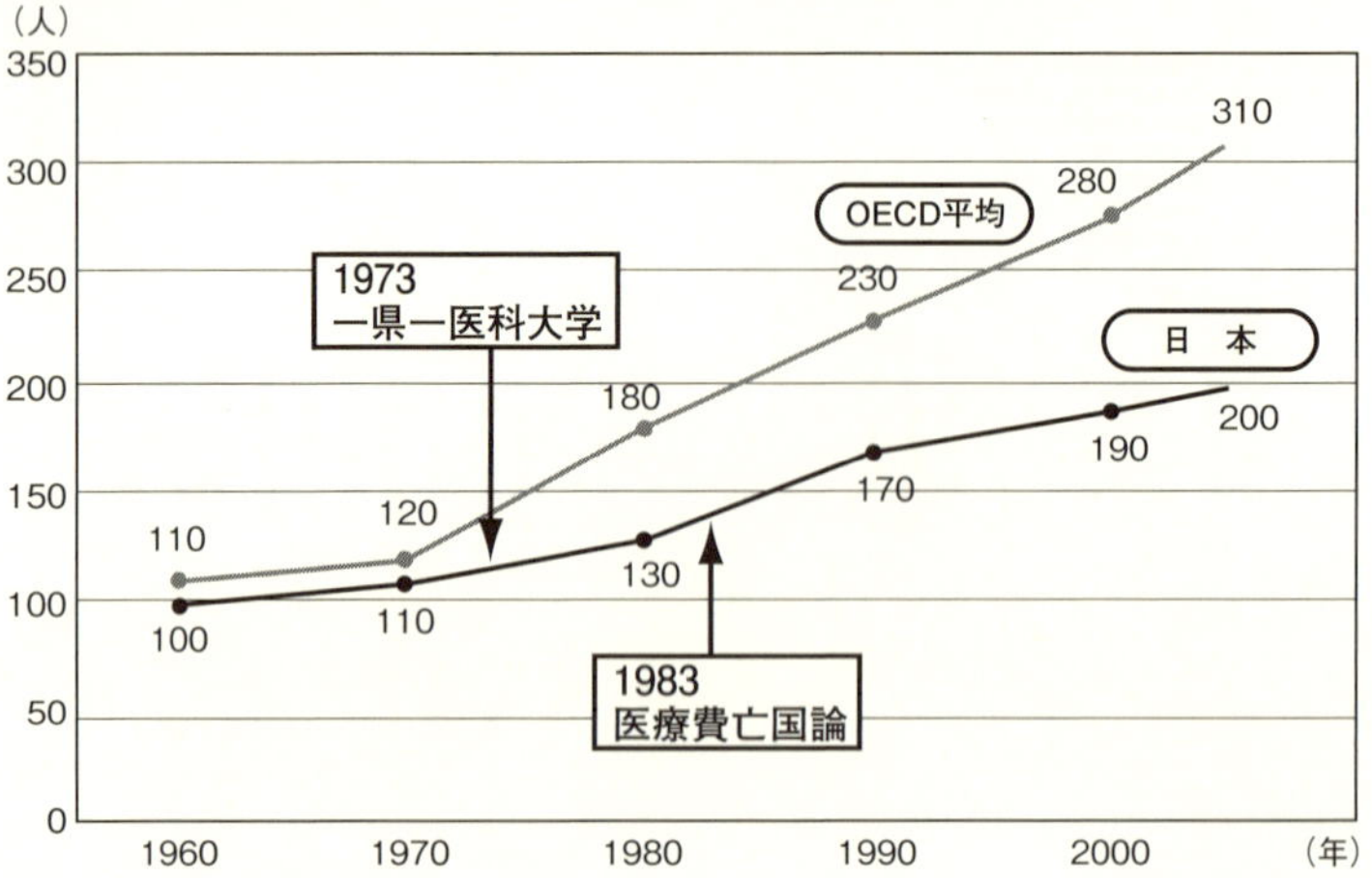

勤務医は長時間労働で疲れきっている

図③を見ると、世界の中で日本の医師の長時間労働が突出しています。20代から59歳までの医師が、週60時間以上の勤務を強いられているのです。週60時間以上の勤務が4週続けば、過労死認定基準を超えてしまいます。実際に多くの勤務医が朝から通常勤務に入り、そのまま当直して翌日の夕方まで連続勤務という、「1日36時間勤務」が常態になっています。

さらに日本では、医師の当直勤務が勤務時間として認められていないのです。たとえば、夜6時から翌朝8時まで当直として病院に泊まり込んでいても、この時間数は勤務としては認められないのです。当直勤務は基本的に入院患者の変化に電話で対応する程度という、数十年も昔のままの判断基準で、たとえ当直中に救急の患者を何人診察しても、勤務時間としてはカウントされません。

医師不足で夜間当直できる医者を別に配置できない現場では、無理をしても一日勤務した医師が続けて当直を引き受けざるを得ません。当直をすればするほど、医師は過労状態に追い込まれていきます。その結果起きた悲劇が、小児科医中原利郎氏（1999年、享年44歳）の事件でした。中原医師は過重労働による過労からうつ病を発症し、自死を余儀なくされました。遺族は労災認定と病院の責任を問うために提訴し、いま最高裁に上告受理申立をして争っています（「小児科医師中原利郎先生の過労死認定を支援する会」のホームページ参照）。

　このように過酷な労働に疲れ果てた病院勤務医は一人また一人と現場から立ち去り、残った勤務医の負担はさらに重くなる、まさに悪循環が放置されています。

図③　1週間の医師勤務時間（年代国別）

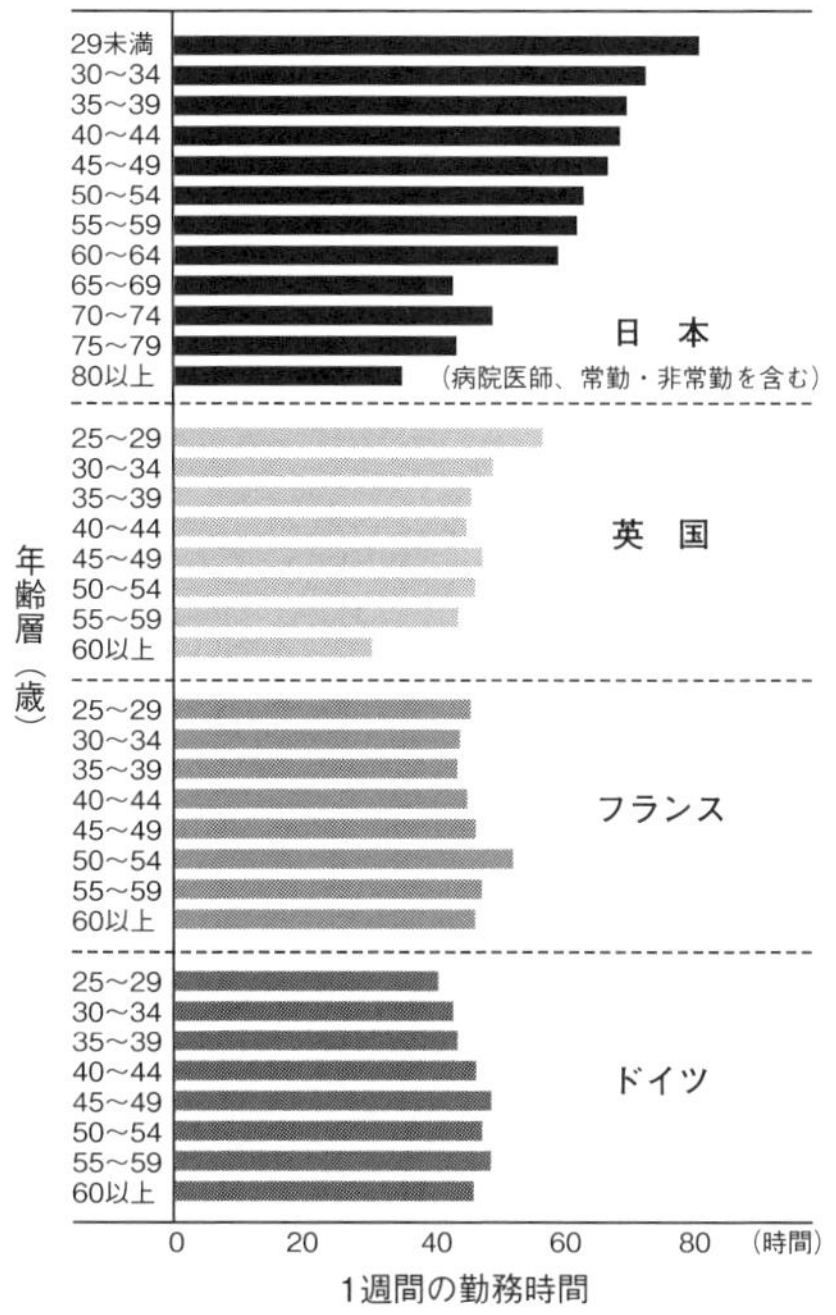

日本：国立保健医療科学院タイムスタディ
英国、フランス、ドイツ：OECD データ

勤務医は一人で何役もこなしている

　私は外科医として30年働いてきましたが、この間の医療の進歩は目覚しいものがあります。日本の勤務医は過重労働に加えて医師の絶対数が不足しているために一人で何人もの役を余儀なくされています。30年前には大学病院でないと対応しにくかった疾患も、現在では一般病院で普通に治療できるようになりました。肝臓や膵《すい》臓の大手術

も日常茶飯で、以前なら開腹手術をしていた胃や大腸の早期がんは内視鏡切除が第一選択となり、腹腔鏡手術の導入で胆嚢《たんのう》や大腸、肺などの手術がごく小さな傷で可能となっています。さらに以前なら手術ができない場合には手の施しようがなかった進行性の胃・大腸がんには新しい抗がん剤が登場して一定の効果を表しています。そしてがんの終末期には緩和ケアが提供され麻薬による除痛治療などが功を奏しています。

これは患者さんにとって喜ぶべきことですが、医師の絶対数が不足している状況の下では、それぞれの治療を担当する専門医がいません。外科医が手術だけでなく、抗がん剤治療や緩和ケア、さらに救急や麻酔まで一人で何役も引き受けなくてはならなくなっています。実際問題として、一人で何役もこなしながら、それらすべての治療の質を保持することは困難です。長時間労働に加えて、覆いかぶさってくる責任。これも勤務医の「立ち去り」の大きな原因と、私自身肌で感じています。

07年には「がん対策基本法」が施行されましたが、日本ではがん専門医も極端に不足しています。すぐにでも大幅に医師を増員して、全国の病院に必要な専門医を配置する体制を作り上げる必要があります。医師不足を抜本的に解決せずに、がん治療を提供する体制の整備は不可能なのです。

勤務医の生涯賃金は低い

これだけ多忙な日本の勤務医ですが、勤務医の生涯賃金は大手企業のサラリーマンより安いことが、『週刊東洋経済』や『プレジデント』などの経済誌で紹介されています。待遇が良くなった現在でも、卒業後研修医の年収は３００万円程度、大学病院などでは卒後10年目頃までは年収４００万円から５００万円台が珍しくありません。

なぜ、日本の勤務医の賃金は低く抑えられてしまったのでしょうか。

その第1の理由は、何といっても政府の低医療費政策の結果です。病院が赤字のため勤務医の労働に見合った賃金が支払えないのです。厚生労働省は診療報酬改定などを審議するために「中央社会保険医療協議会」(中医協)という諮問機関を抱えていますが、60年間にわたって中医協を使って「診療報酬点数」(60ページ参照)をコントロール、医療費を抑制してきました。その結果、現在の日本の医療費は先進国中最低です。

たとえば、日本の病院が受け取れる盲腸(急性虫垂炎)の治療費は、1週間入院して40万円弱(患者自己負担+健康保険など)ですが、ジュネーブ(スイス)は3泊4日で297万、サンフランシスコ(アメリカ)2泊3日250万円、ロンドン(イギリス)2泊3日152万円、香港(中国)2泊3日90万円、ソウル(韓国)2泊3日63万円になっています(08年、AIU保険会社調べ)。

同じ治療をしても、このように日本の病院の収入は少ないのです。日本が先進国中最低です。考えても見てください。朝夕二食付きの観光旅館が2万円とすると1週間で14万円です。一方、病院でも三度の食事、部屋、寝具が提供された上に、病院という特殊な施設で手術が行なわれ、術後の介護、投薬などのケアが医師、看護師などの専門職によって必要があれば夜間にも提供されるのです。この人件費を考えただけでも、病院が手にする収入が少ないことがわかってもらえると思います。

このように診療報酬が安く設定されているのにもかかわらず、病院が購入する薬剤や医療機器の価格は規制されて、理不尽にも世界一高いのです。経済大国の日本で、物価も高い日本で、病院の治療費が先進国中最下位に抑制されているのですから、日本の病院の赤字は構造的な問題なのです。病院が勤務医の給与をその労働の実態に見合う額だけ払うことができず、ましてや当直手当や時間外手当を労働に見合う分だけ払うことができないのは、医療行政がもたらした結果なのです。

東京の名門病院で皇室や芸能人の出産を受入れて「ブランド出産御三家」と言われる愛育病院が、労働基準監督署から医師の時間外手当などの不備を指摘されて、「労働基準法」による是正勧告を受けた事件は耳新しいニュースですが（09年3月）、これもほんの氷山の一角です。愛育病院でも日赤医療センターの産科でも、現状の産科医の人数では「労働基準法」を守った勤務体制を維持するのは困難なのです。是正勧告を受けた愛育病院は、国が一方的に「労基法を守れというのには無理がある」と窮状を訴え、リスクの高い妊婦を24時間体制で受入れる「総合周産期母子医療センター」の「指定返上」を東京都に打診するなどその波紋が広がりました。

勤務医の生涯賃金が安い第2の理由は、退職金がびっくりするほど安いからです。何人かの大学教授に退職金の額を訊ねましたが、1000万円から1400万円程度でした。医師は一人前になるまでに大学病院や研修病院を短期間で転々とすることが多いため、勤務年数で算出される退職金の仕組みでは、このように低額になるのです。日本では医師の退職金がその病院に永年勤続した看護師や事務職よりも少ないことはけっして珍しいことではありません。

しかし日本の勤務医のほとんどは将来もらえる退職金などまったく考えずに働いていますから、退職間際になって退職金だけでは今後の暮らしのめどが立たないことに気づきます。そのため退職後も働かざるをえず、医者は生涯現役を余儀なくされます。改めて11ページの図③を見てください。日本の医師だけが80歳まで、しかも毎週30時間も働いている、これが動かぬ証拠です。

02 なぜ自治体病院の経営は崩壊するのか？

伊関 友伸（城西大学マネジメント総合学科准教授）

自治体病院は崩壊の危機にある

北海道にある夕張市立総合病院（171床）の経営破綻（07年、夕張医療センターに改称）や千葉県の銚子市立総合病院（393床）の休止（08年）は、大きな社会問題になり、マスコミもこぞって報道しました。この事件に象徴されるように、地域の医療に重要な役割を果たしている自治体病院の経営は、非常に厳しい状況にあります。

総務省が発行している『地方公営企業年鑑』によると、全国の自治体病院で07年度に経常利益を上げた病院は265病院、黒字額は231億円で、経常損失を生じた病院が688病院、赤字額は2236億円に上っています。自治体病院の財政状況がきびしい理由として、僻地医療や小児医療、精神医療などの不採算分野の医療を担っていることに加えて、行政が経営する病院特有の非効率な運営が指摘されています。

図④は、厚生労働省の行なった「医療経済実態報告」の調査結果ですが、国立病院や公的病院（赤十字・済生会など）、民間の医療法人に比較して、自治体病院では給与費、診療材料費・消耗備品費、減価償却費、補助金・

負担金などの比率が高いことがわかります。国は、これまで、医療費の縮減のために非常に厳しい診療報酬抑制政策を行なってきましたが、これが経営力の弱い自治体病院を直撃しています。

地方自治体自体の財政状況も容易ではなく、これ以上の一般会計から病院へのお金の投入はむずかしいという自治体も多くなっています。運営資金となる手持ちの現金が底をつき、金融機関からの借入金でその場を凌ぐという自治体病院も増えています。

図④　医業収入を100とした医業費用の構造

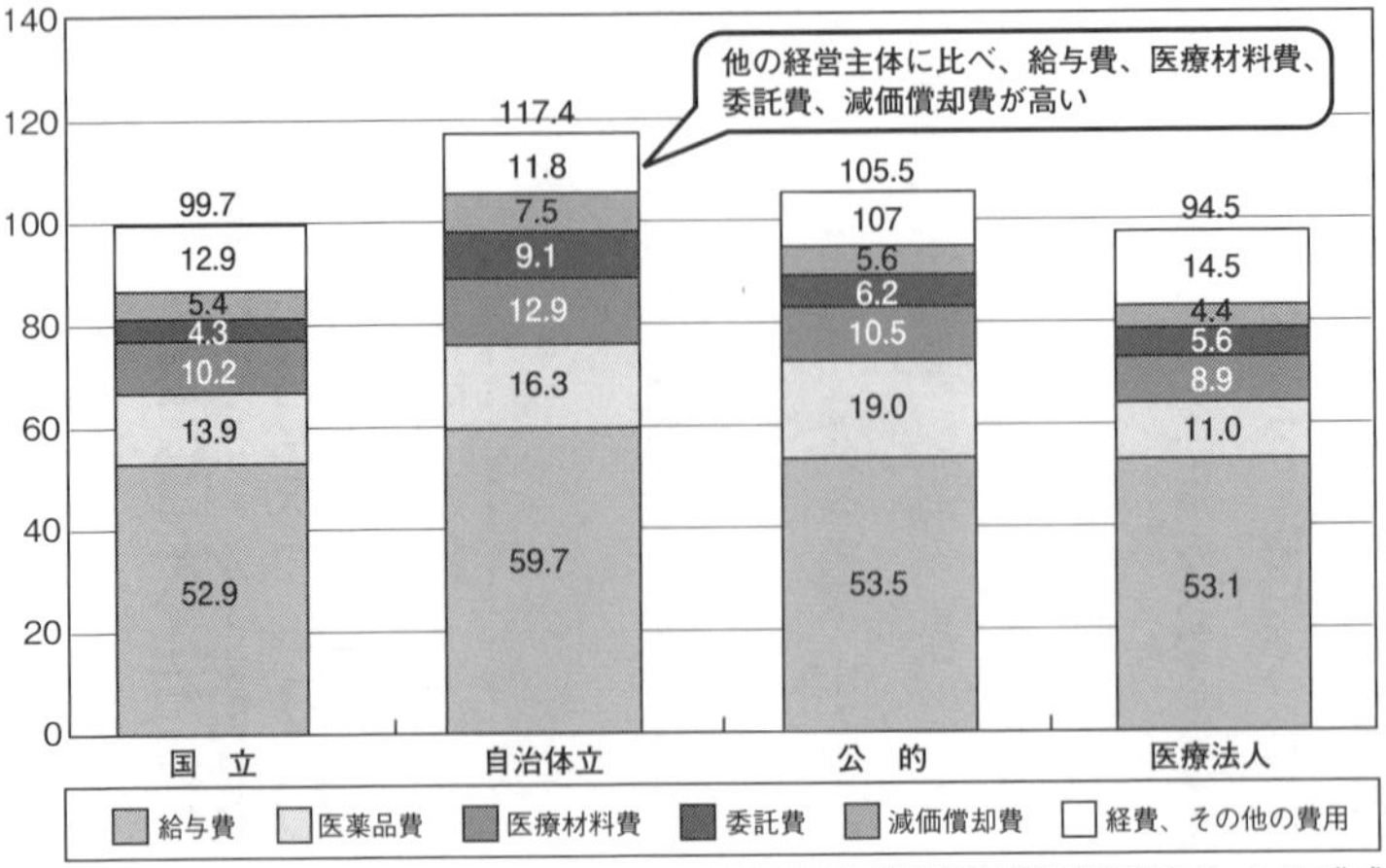

2007年厚生労働省医療経済実態調査データより作成

「医療の高度・専門化」による病院の「二極化」現象

財政危機以上に、自治体病院の運営に深刻な影響を与えているのが「医師不足問題」です。医師がいなければ医療行為はできません。医師不足の原因として、長年にわたって国が医師の数を抑制してきたことや、04年度に導入された新しい医師臨床研修制度の導入が指摘されていますが、私は自治体病院の医師不足のキーワードには、「医療の高度・専門化」があると考えています。

医療は、世界水準で日々、高度・専門化しています。しかしそれらは、医療現場に必要な医師数と医師の仕事量の増大という結果をもたらしました。さらに、「病院の二極化」という現象を招きました。医療の高度・専門化は、最新の医療を絶えず学ぶことのできる余裕ある医療スタッフや最新の医療機器などを必要とします。お金や医療スタッフの養成の限界から、このような医療に対応できる医療機関は自ずと限定されていきます。

高度・専門化に対応できた有力病院は、高度・専門化した医療資源を効率的に使うために、平均在院日数（患者が平均何日入院しているか）の短縮化をはかり、それによって病床に空きが生まれます。この空いた病床を新たな患者を埋めることによって病床の回転率を上げていきます。

これとは対照的に、かなりの病院では、平均在院日数の短縮では減らした分だけ病床が空くことになり、介護施設の不足から医療の必要性の低い患者を引き受けるいわゆる「社会的入院」で病床を埋めています。とくに地方の自治体病院は、この傾向が強くなっています。

さらに、医師という仕事は、高い専門知識の要求される職場であり、絶えず新しい知識や技術を身につけていく必要があります。また、多数の医師が集まることで、緊急時の対応に余裕が生まれ、当直の回数が少なくなる面もあります。

技術の向上が期待でき、医療体制に余裕がある、労働環境が整備された病院には医師が集まり、そうでない病院には医師が集まらないのです。実際、多くの自治体病院で、このような医療の高度・専門化の動きに十分対応できていないために、空き病床問題、医師不足が起こっているのです。

お役所体質

自治体病院を設置しているのは地方自治体です。しかし、首長も含め、ほとんどの自治体病院の関係者は医療や病院経営については素人です。地方自治体の市長や職員になってから、たまたま病院の経営や運営、事務を担当するようになったのです。

自治体病院で働く医師や看護師に実情を聞くと、自治体や地域住民の病院や医療に対しての理解のなさ、低さが、医療スタッフのやる気を削いでいる状況がよくわかります。「現場に人が足りないのに、自治体一律の定数管理で必要な人員が配置されない」「箱ものばかりにお金をかけて、現場の医療スタッフの人件費には回さない」「病院マネジメントの要となる事務が短期間で異動してしまう」「現場よりも本庁の方ばかりを向いている」「行政には医療スタッフの知識や技術の向上が必要という発想がない」などなど。現場で働く医療スタッフの嘆きはどこも大抵共通しています。

多くの行政は、現場の疲弊の原因を理解せず、コストや人員抑制にばかり関心を向けています。しかし、病院の運営には医療の高度・専門化が不可欠で、それには適正な数の医療スタッフが必要になります。医療スタッフが充実すれば収益が上がり、その収益でさらなる投資が可能になります。しかし、自治体関係者は病院経営のこのポイントを理解せず、「職員数は少なければ少ないほど良い」という地方自治体の「常識」（医療の世界では「非常識」）にとらわれています。自治体病院の医療スタッフを増やすには、職員定数の枠が存在し、その変更は容易なことではありません。

現在、総務省は「公立病院改革ガイドライン」（07年12月）を示し、数値目標を掲げて「経営効率化」を図ること、医師の配置や病床数の見直しを含めた「再編・ネットワーク化」、民営化を含めた「経営形態の見直し」の3つの視点に立った改革を一体的に推進することを求めています。しかし、財務の改善に偏りすぎた「改革」は病院現場をさらに疲弊させ、自治体病院の崩壊を加速させる危険性があると考えています。

住民の「お任せ」体質も問題

自治体病院をめぐる問題の一つに、住民が自らの健康や地域医療のあり方をすべて行政や病院に任せてしまう「お任せ」体質の存在があります。軽症にもかかわらず深夜、救急外来を受診する「コンビニ受診」や、タクシー代わりに救急車を利用する住民の行動はその典型です。自分の思いのままにならないからと、医療スタッフへの暴言・暴力にエスカレートする行為も少なくありません。

そもそも住民には、地域で生活を続けていくために絶対必要な「ニーズ」と、自分勝手な要求をする「ウオンツ」があります。医師や看護師などのかぎられた医療資源を無制限に住民の「ウオンツ」に対応させれば、医療資源はたちまち枯渇してしまいます。

自治体病院の現場の疲弊を考えず、すべての医療を取り巻く矛盾や軋轢《あつれき》を病院と医療スタッフに押しつけ、自分たちは要求だけを押しつける地域に、医療者は勤務したいとは思いません。住民は、自治体病院の存続に重要な役割を果たす「当事者」なのです。

自治体病院は、地方自治体の設置する「公」の病院です。しかし、「公」の病院であるがゆえ、お役所病院の病理に侵され、つぎつぎと崩壊しているのが現実なのです。

自治体病院の危機を回避するためには、「人のせい」にするのではなく、自らができることをすることが必要です。

03 安心してお産ができる地域の病院が消えているのはなぜ？

加部一彦（愛育病院新生児科部長）

劇的に減った妊婦・新生児の死亡率

新生児医療に携わっている私にとって、産科は密接な関係にある「お隣さん」です。その産科医療が「崩壊」に瀕していると大問題になっていますが、なぜこのような事態に陥ってしまったのでしょうか。産科医師が逮捕され起訴されたことで注目を集めた「福島県立大野病院事件」（04年）や、妊婦の「たらい回し」が問題になった奈良県の「大淀病院事件」（06年）や「都立墨東病院事件」（08年）。これらの事件はいずれも周産期医療（妊娠後期から新生児早期までに関わる医療）の崩壊の象徴的出来事として報じられました。

これらの出来事の背景には、それぞれの地域や施設のさまざまな事情が複雑に絡んでいるのでしょうが、その根本には、「お産は病気ではない」という言い方に代表される、お産に対する「リスク意識の低さ」があると思えてなりません。「新生児集中治療室」で働いている私たちにとっては、入院してくる赤ちゃんはみな「病児」ですし、出産直後から治療が必要な赤ちゃんも少なくありません。「こんなに大変な子どもが産まれることもあるのに、産科の先生方はよく少ないスタッフでお産を扱うなぁ……」というのが私の正直な感想です。

しかし、見方を変えれば、新生児集中治療室に入院する新生児は生まれてくる赤ちゃんの一部に過ぎません。「総合周産期母子医療センター」はともかく、産科診療所や助産院など「一次施設」と言われる医療機関で生まれる赤ちゃんの大多数は何事もなく退院して行きます。それゆえに「お産は病気ではない」「赤ちゃんは元気で生まれて当たり前」と医療を提供する側も医療を受ける側も思ってしまうのは当然のことでしょう。

たとえば、1960年の妊産婦死亡は出生10万に対して117・5人、新生児死亡は出生1000に対して17・0人ですが、06年には妊産婦死亡4・8人、新生児死亡1・3人と劇的に減少しています。50年前、お産は母子にとってまだまだ文字通り「命がけ」であったものが、最近では「正常に終わって当たり前」と思われているのは、このデータからも理解できます。

お産のブランド化で消えたリスク意識

戦後の高度成長期を迎え、日本が豊かになるにつれて、「出産の医療化」も進んで行きました。お産の場所は自宅や近所の助産院から医療施設、病院へと移り、「病気」ではなかったはずの出産は、モニターに囲まれ、帝王切開や陣痛促進剤などの薬物も使われる「医療によって管理されたイベント」になりました。

そもそも出産は、がんや心臓病などの治療とは異なり、「高度」でも「先端」でもない医療ですから、出産を扱う多くの医療施設は個人産院を中心とした小規模医療機関が担ってきました。出産にまつわるリスクが格段に低くなったのは、本来「生理的」な現象である妊娠・出産に存在するリスク因子の多くが、比較的身近な医療レベルの介入で回避が可能で、その体制が整備されてきたことからと考えられています。

その後、本格的な少子高齢化、少産少子の時代を迎え、女性にとっても出産は一生に一度の大イベントになり、

「一生に一回」だからこそと、お金をかけてより豪華に、華々しくなっていった「結婚式」と同様に、出産も「ブランド産院」「セレブ出産」とマスコミにはやし立てられてファッション化が進んでいく一方で、いつしか出産にまつわる「リスク」は人びとの頭の中からも忘れられていったのです。

予期しない事態が起こる

さて、母体死亡も新生児死亡も激減した中で、それでも妊産婦が「死」に至る事例とはどのような場合なのでしょう。かつて母体死亡の最大の原因は「出血」でした。お産に出血はつきもので、いまでも他の外科手術では考えられないくらいの出血量を見聞きすることも少なくありません。しかし、血液センターが整備され、以前よりもはるかに迅速な輸血が行なえる体制が整えられたことによって、周産期の「出血死」は大きく減り、最近の母体死亡原因は「羊水塞栓《ようすいそくせん》」や「脳内出血」など、従来の産科医療の範疇《はんちゅう》を超えた、救命救急的な対応や集中治療が必要となる病気が多くを占めるようになりました。

大抵の場合、出産は何事もなく終了しますが、ひと度異常が起こると、それは瞬く間に母児の生命を脅かす重大な事態へと急速に進行してゆきます。つまり、出産にまつわる多くのリスクが取り除かれた結果、出産は「ローリスク」と「ハイリスク」へと二極化して行ったのです。

現実には、出産の大半は医療スタッフにとってはそれほど手のかからない「ローリスク」です。一方、「ハイリスク」の妊産婦に対応するためには、多くの医療スタッフによるチーム医療のみならず、経験や臨床決断能力が問われます。しかも、目の前にいる妊婦さんが最後まで「ローリスク」のまま進んでいくのかという事を予測する事は困難です。

だれもがそこに「リスク」が依然として存在することを意識せず、「元気な赤ちゃんが生まれてくる」ことが「当然」とされている中で、妊産婦や新生児のトラブルは突然、発生するのです。予測もしていない事態ですから、患者側から見れば「なぜ?」「何が起こったの?」と驚愕《きょうがく》するのは当然です。

しかし、医療側からしても、大抵の場合は予測できない事態であったが故に、明確な説明ができないのです。もちろん、それでも医師はできるだけ「医学的」に正しい説明をしようと心がけますが、それができない場合、医師の説明は途端にしどろもどろとなってしまい、それがまたご家族の不信感を招くだけでなく、次第に感情的な行き違いへとつながって、ついには紛争へと発展する事態にもなります。

冷静さを欠くマスコミ・家族・医療関係者

残念ながら、一部には現在の医療水準に照らしても、信じがたいような医療行為が行なわれたために、犯罪的とも言うべき産科医療事故が時として発生していることも確かです。しかし、それ以上に、数少ない「ハイリスク」事例に関連した医療事故が繰り返し取り上げられることで、出産に対する不安がかき立てられ、そこに医療に対する不信感も加わってますます疑心暗鬼に陥っていく、こういう悪循環に陥っているのが実情ではないでしょうか。

一方、医療側の反応もいささか冷静さを欠いているように感じられます。医療のみならず、社会のあらゆる場所で「クレーマー」が出現していることも確かなようですが、突発した事態に対して納得も理解もできずに混乱し、取り乱している家族を、簡単に「モンスター・ペイシェント」などと一括りにしてしまうことが、かえって事態の解決を遠ざけているように思われます。

不要なトラブルに巻き込まれたり、ストレスを抱え込みたいと思う人はいません。このような風潮が拡がって行く中で、産科医を志す若者が減少している、出産を扱わない産科医が増加しているのではないでしょうか。

危機を克服する力は

では、ふたたび「地域で安心してお産ができる」体制を取り戻すことはできるのでしょうか。

もちろん「可能」だと私は思っています。ただし、そのためには単に「産科医師を増やす」とか「助産師を活用する」「助産師と医師の連携を強化する」などといったことだけでは不十分です。お産は生理的な出来事かもしれませんが、依然としてそこには母児の命を脅かす少なからぬ危険が存在しているということを、まずは医療の提供側と受け手側との共通理解とする必要があります。

その上で、いま残されている地域ごとの医療資源を改めて確認する作業を医療側・市民・行政が同一のテーブルについて行ない、それぞれの医療機関の役割分担を明確にしていくことが不可欠です。場合によっては市町村単位よりも大きな範囲で医療資源の配分を考える必要もあるでしょう。

幸い、大半のお産は最後までローリスクのまま進行し、完了します。しかし、そのこと自体に安心してしまうのではなく、あらかじめ予測できるハイリスクの妊娠・分娩をカバーする体制と共に、突発した緊急事態に備える体制づくりにも目配りをして、緊急時の搬送体制や受入れ体制を整備する必要があります。

現在が危機的状況であることは間違いありませんが、従来の医療システムの「崩壊」を嘆いたり、非難しているだけでは何も変わりません。いまこそ、新しい周産期医療システムを専門家だけでなく、市民全員の手で組み立てていく絶好のチャンスではないでしょうか。必要なのは、安全で安心な医療を実現しようという強い意志と、その実現に向けてのリーダーシップの存在だと思います。

04 日本の救急医療が崩壊しつつあるのはなぜ？

山口 聡（日本経済新聞社・編集委員）

社会を驚かした2つの事件

２００６年8月、奈良県大淀町の町立病院で出産のため入院した32歳の女性が脳出血を起こし、転送先の病院で出産後に死亡するという「大淀病院事件」が起こっています。大淀病院は意識不明になった妊婦の緊急受入れをいくつかの病院に打診しましたが、いずれも満床などの理由で受入れを拒否され、最終的に大阪にある国立循環器病センターに搬送されました。同センターでは、脳出血の緊急手術と帝王切開を行ない、子は無事出産しますが、産婦は死亡しました。

検察は担当医を刑事責任には問えないとして、立件を断念しますが、遺族は町立病院側の対応を不満として、翌年5月に損害賠償訴訟を起こしています。この「大淀病院事件」は、緊急患者のたらい回し、母親の死亡、その後の遺族の訴訟など、大きな社会問題になりました。

08年10月、今度は東京都内で同じような事件が起こります。36歳の妊婦が激しい頭痛などの体調不良を訴えて救急車で運ばれたのですが、８つの病院で診療を断られ、いったん断ったものの最終的に受入れた都立墨東病院

（墨田区）で出産しました。しかし3日後に本人は脳内出血の影響で亡くなるという不幸な結果になってしまいました。8つの病院はいずれも、「当直医が他の患者の対応中」「空きベッドがない」などの理由で受入れを拒否し、妊婦が手術を受けた都立墨東病院に到着するまで約1時間15分かかっていると報告されています。

この都立墨東病院は、都の指定を受けている「総合周産期母子医療センター」（リスクが高い新生児と妊婦に24時間態勢で対応する病院）ですが、この日は土曜日で、最初の受入れ要請の時は医師が1人しかおらず、急患受入れを断ったが、二度目の要請の時は非番の医師を呼び出して対応したと言われています。

東京という大都会でこのような事件が起こったことは、あらためて日本の医療の現状を多くの人々に突き付け、衝撃を与えました。

この2つの事件はたまたま大きく報道されたのですが、救急車で運ばれたのに、受入れてくれる医療機関がなかなか見つからないといった例は後を絶ちません。妊婦だけでなく、子どもからお年寄りまでどのような患者にもたらい回しが起こっています。

日常茶飯に起こっているたらい回し

総務省消防庁が調べた全国の救急搬送状況によると、07年、重症患者の受入れを医療機関に打診したが、3回以上拒否されたというケースが約1万4000件もあったと報告されています。また、10回以上拒否されたという例も1074件あり、地域的には首都圏や阪神圏など大都市部で目立っています。

救急車が患者を乗せた状態で、受入れてくれる病院を電話をかけて探すのですが、とくに土日、夜間などは受入れてくれる病院が見つからず、何時間も経過して病状が急変したり、受入れ先が見つかってもすでに取り返しのつかない状態になっていたということが、日常茶飯に起こっているのです。このような事態から救急医療は崩壊の危機にあると言われています。

医師不足によって起こる地域医療の衰退

日本は世界第2位の経済大国のはずです。そんな国でどうして「たらい回し」のようなお粗末な状況が起こるのでしょうか。原因は複合的ですが、まずは何と言っても医師などの医療従事者の数が全体として不足しているという問題が挙げられます。これは政府が大学医学部の定員を抑えてきたことによります。医師の人数が増えると、それだけ医療費もかかるようになり、国家財政に悪影響を与えると考えたのです。

医師が不足すれば、診療もできません。少ない人員で奮闘していても、一人が疲れ果てて辞めると、残った人たちにさらに負荷がかかり、また人が辞めていくといった悪循環が起こります。そして夜間の救急診療をやめる病院が続々と出始めました。夜間だけではありません、診療科を休止してしまう例や、一部病棟の閉鎖、病院そのものの廃止などにもつながり始めたのです。こうして、救急患者が発生しても、運ぶ病院が見つからない、病院があったとしても該当する診療科の医師がいないという状況が目立つようになってしまったのです。

受入れシステムにも課題

救急医療が崩壊しつつある原因は医師不足だけではありません。緊急度の高い患者が、必ずしも優先的に高度な救急救命機能を備えた病院に受入れてもらえるとは限らないという、医療制度・システム上の問題もあります。

たとえば、現状では高齢者が肺炎で救急搬送されたとしても、救急病院に運ばれ、その病院にそのまま一定期間入院するようなこともあります。そうなるとこの救急病院はその分、救急患者を受入れる余地をなくしてしまうわけです。病気・状態にもよりますが、必ずしも、高齢の肺炎患者の受入れ先が救急病院でなければならないわけではありません。

高齢患者で比較的軽い病状であれば、救急病院ではなく、高齢者の長期療養を担っている「療養型病床」と呼ばれる病院などでも受入れが可能なケースがあり、高齢患者を積極的に受入れるシステムを整備する必要があると思われます。

また、妊婦の救急救命の場合では、子どもが危険な状態で生まれてしまうといった恐れがあり、新生児集中治療室（NICU）という設備を持った医療機関に運ぶことが必要です。新生児集中治療室は現在、全国に2200人分あるのですが、出産の高年齢化などで未熟児出産などのケースも増えており、慢性的に不足状態が続いています。また、新生児集中治療室を出た子どもをきちんと世話できる施設の整備も求められます。

この他、救急車から急患の受入れ可能な病院が即座にわかるシステムの構築や病院間・診療科間の連携を緊密にしていくネットワーク作りも欠かせません。

患者の側にも責任がある

救急医療崩壊の責任の一端は患者の側にもあります。

1つ目は、安易な受診です。「コンビニ受診」などとも呼ばれます。小児科でよく見られるのですが、子どもが体調を崩したとき、親の都合で平日昼間の通常の診療時間には医療機関に連れて行かず、夜間や休日の救急診療を利用するのです。急病の子どもを運んだにもかかわらず、救急診療の待合室は軽そうな症状の子どもたちで一杯だったという例が報道されています。

現在病院で夜間外来を担当している当直医の多くは、前日の朝から翌日の夕方まで30時間以上連続勤務を余儀なくされています。

医療者の側からすると、夜間だけでなく休日もいつもと同じように診療に駆り立てられ、休む暇もなく疲れがたまっていきます。保護者の側でも子どもの症状をよく見て、ときには一晩明けて、翌日の日中に近くの小児科に連れて行くといった選択も必要なのです。国も「小児救急電話相談」という事業を実施しています。夜間に全国どこからでも（09年12月1日時点では沖縄を除く）電話で「＃８０００」とダイヤルすれば、子どもの状態を相談できるようにしています。こういう仕組みも活用して、救急医療を適切に利用したいものです。

保護者の一方的な都合だけで、夜間・休日にずらして救急医療を受診したり、「病院は何時だって患者を診るのは当たり前」「万一のことがあったら大変だからいますぐに」というだけで、救急医療を安易に利用しているとすれば、その行為が地域の重要な救急医療システムを機能不全にしてしまう危険性があることも考えたいところです。

２つ目は、私たちの「大病院志向」の問題です。私たちには、「大きな病院のほうが安心だから」とどんな症状でも大きな病院に行きたがる傾向があります。高度機能を備えた大病院は常に、緊急に対応しなければならない患者のために、ある程度の人的・設備的な余裕を持っていなければならないのです。

このような「高度・専門化」した医療施設に、一般の医療技術で充分に対応できる程度の患者がたくさんやって来ると、高度機能を備えた大病院の余裕が失われ、本来の役割が果たせなくなってしまいます。まずは日頃からあなたの状態を熟知している、かかりつけの診療所を受診し、そこで相談した上で必要に応じて「高度・専門化」

図⑤　救急出場件数及び搬送人員の推移

救急搬送件数は、この１０年間で約１．５倍の年間約500万件まで急速に増加。

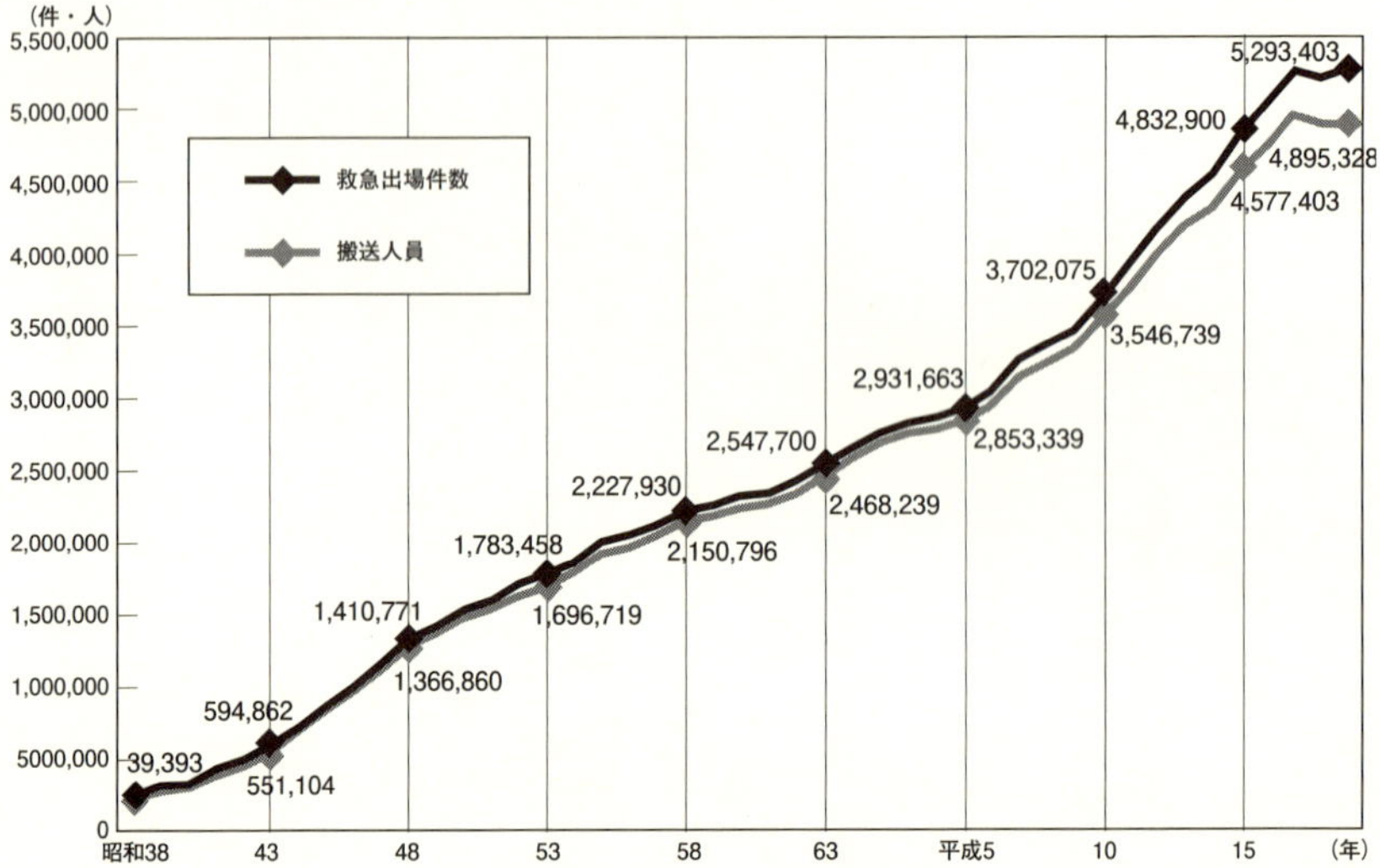

(注) 1　平成10年以降の救急出場件数及び搬送人員についてはヘリコプター出場分を含む。
2　隔年とも1月から12月までの数値である。

「救急・救助の現況」(総務省消防庁) より

した病院を紹介してもらうというな姿勢も必要です。医療者との信頼関係を築き、医学的な情報の共有に協力する姿勢も必要になります。

３つ目は、救急車の安易な使用です。上の図⑤を見てください。総務省消防庁によると、年間の救急車の出場件数は５００万件を超えています。病院までのタクシー代わりに使うといった例などが報告されていますが、利用する側が節度を持って利用しないと、本来の緊急事態に対応できなくなってしまいます。

救急医療は国民の命のセーフティネットとして非常に重要な機能です。早急な医師不足の解消、地域の医療資源の合理的な配置、利用する国民の側の節度ある姿勢で守っていく必要があります。

05

「医療費亡国論」から始まった医療崩壊

大村 昭人（帝京大学医学部名誉教授、同医療技術学部長）

「国民皆保険制度」は世界に誇れる制度

国民の誰もがいつでも、どこでも安心して質の高い医療が安く受けられることを保障した「国民皆保険制度」は世界に誇れる制度であり、すべての経済活動の基本です。日本の国民医療費は対国民所得では世界で22番目（05年）と低いレベルにあるにもかかわらず、この「国民皆保険制度」のおかげで新生児、乳児の死亡率とも世界最低、また最長寿国と医療制度では優等生でした。

しかし、少子高齢化のなかで医療費が大きく増加してきたために国家財政の重荷になってきており、このことを理由に安易な医療費削減が行なわれてきただけでなく、「国民皆保険制度」を壊しかねない政策が導入されてきました。こうした医療費削減政策が、救急患者の受入れ先が見つからずに患者が亡くなったり、お産の場所が急速に減るなどの深刻な危機をもたらし、医療崩壊という厳しい現状を招いてしまいました。

相次ぐ国の失政

1983年、当時の厚生省保健局長吉村仁氏が書いた「医療費をめぐる情勢と対応に関する私の考え方」（『社会保険旬報』1424号、社会保険研究所。いわゆる「医療費亡国論」）という論文によって、医療は社会的な負債であるという根本的に誤った方向付けがなされ、その後の医療行政に大きな影響を与え続けています。この「医療費亡国論」の主旨は20世紀末には日本は医師過剰になり、これが不要な医療需要を招いて医療費を高騰させ、国の財政を悪化させる原因になり、国家を弱体化させるということにありました。

しかし、後ほど紹介するように北欧諸国をはじめとするEU（欧州連合）の国々では、医療をばねに経済を活性化して国を豊かにする政策を実施して成功を収めているのです。一方、日本では21世紀に入っても「医療費亡国論」の考え方が脈々と続いていて、「少子高齢化社会では医療は国のお荷物であり、負債である」といった誤った医療政策が現在でも継続されていることは驚きでもあります。

欧米に比べて医療従事者が極端に少なく、医師の絶対数でさえ10万人以上も不足している事実を曲げて大学医学部の定員削減に固執したり、米国の制度の表面だけを真似た「卒後研修必修化」（後出）を導入して、大学病院と一般病院を無用に競争させて地方の国立大学医学部を疲弊させ、医師不足にさらに拍車をかけてきました。

また、看護師についても絶対数不足を無視して、「新配置基準」（入院患者7人に対し看護師1人という配置）を強引に導入して現場に混乱を招いたり、平成18年（06年）に導入された後出05年4月「改正薬事法」（07参照）によって医療機器産業の荒廃の危機を引き起こすなど、医療政策の誤りの実例は枚挙に遑《いとま》がありません。

こうした医療の現状をさらに深刻にしているのは、医療政策に関わっているオピニオンリーダー、有識者といわれる人たちがこれらの誤った政策の後押しをしていることです。

医療を負債と考える愚かさ

こうした深刻な状況の中で現在、もっとも幅を利かせている論議が、経済成長に合わせた医療費の伸び率管理論などに代表される「医療費抑制政策」と、保険診療と自由診療を共存させる混合診療全面解禁論などに見られる「医療の市場原理化論」です。この2つの主張は根本的に間違っており、「国民皆保険制度」を崩壊に招く可能性が高いことを私は憂慮しています。

「医療費亡国論」が唱えた医師過剰が医療費を上昇させるという「経済原則」は根拠もあやふやである上に、そもそも日本の医師数は対病床数で見ると欧米の3分の1から5分の1と極めて少なく、絶対数でもOECD諸国の3分の2という現実があります。日本の医師数は現在約27万人とされますが、この数の中には家庭に入ってほとんど働いていない女性医師や研究にのみ従事している医師も含まれているのです。アメリカがOECDに報告している医師数は週20時間以上勤務している実働医師数なのです。厚労省はこの事実でさえ無視していますが、単純計算しても日本の医師数をOECD並みに増やすとすると13万人から14万人の増員が必要なのです。

このように「医療費亡国論」の予測とは逆に、現在でも医師は不足、とくに病院勤務医師の不足が深刻で、この事態が医療危機の核心部分を占めています。しかも、GDP世界第2位の日本の対GDP医療費はOECD30カ国の中で21番目と低いにもかかわらず、国も財界もさらに医療界ですら、「医療費抑制政策」を求める「医療費亡国論」の呪縛から逃れることができずにいます。

すべての医療政策がこの誤った前提を出発点としているために、深刻な医療崩壊の危機に直面していると言っても決して過言ではありません。

ヒラリー上院議員が驚いた日本の医師の犠牲的精神

日本の医療費がOECD各国の中でこれほど少ないのにもかかわらず、平均寿命は世界で最長、乳幼児死亡率は世界で最低であり、WHOの総合評価では第1位と優等生を誇っています。このために世界の国々が日本の「国民皆保険制度」を見習おうと努力しているのです。

しかし、この奇跡的な成果の背景には世界で例を見ない、日本の病院勤務医の過酷な長時間労働が隠れています。国立保健医療科学院のデータによると、OECD諸国の医師の週平均勤務時間が押しなべて40～45時間であるのに対し、日本のそれは70・6時間にもなります。ヒラリー・クリントン民主党上院議員（現、国務長官）が、夫が大統領になった機会に「医療保険改革問題特別専門委員会」の委員長に就任して日本並みの健康保険制度（「クリントン医療保険計画」94年に廃案）の導入を試みて失敗しますが、日本の医師の働きぶりを「まるで聖職者さながらの犠牲的精神」と評したゆえんでもあります。

現在、多くの病院勤務医が長時間労働に疲れ果て、増える医療訴訟に脅威を感じて退職し、開業を目指す傾向も病院の人手不足に拍車をかけています。こうした病院勤務医の劣悪な労働環境の改善と自治体病院をはじめとする多くの医療施設が診療縮小している状況に歯止めを掛け、回復の基調に乗せていくことがいま取り組むべき最優先課題であり、政府だけではなく、医療従事者たちが全力をあげて取り組むべき問題でもあります。

医師不足の後押しをした「卒後研修必修化」

ではなぜ、急に医師不足が顕在化してきたのでしょうか。この背景には、04年に米国の「研修マッチングシステム」という制度を真似て導入した「卒後臨床研修制度」があります。この研修制度は初期診療（プライマリー・ケア）の重要性を強調するあまり、欧米では医学部の高学年で教えている内容を卒業後に各科を細切れに研修して廻る形で2年間の臨床研修を義務化しました。しかし、卒前（文科省）、卒後（厚労省）の整合性が取れておらず、少ない教育スタッフで卒前の臨床教育に力を入れていた大学にとって、この研修制度は大きな負担となっています。

そもそも、米国の「研修マッチングシステム」では卒業時に専門を決めた上で、一般病院と大学病院が協力して教育にあたるのに対して、日本では、本人が研修先を自由に選べる「マッチング」方式にしたため、大学病院と一般病院が競合関係に陥り、経済的に条件がよく診療技術を学びやすい都市部の一般病院に研修医が流れて、とくに地方大学では卒業生がほとんど大学病院に残らなくなりました。重要な働き手である研修医が大学病院に残らなくなったことから、深刻な人手不足に陥った大学病院は自治体病院などから医師を引きあげざるを得なくなりました。これがしばしばマスコミで報道される自治体病院の病棟や外来などの閉鎖を招いたのです。

しかも、この「新研修制度」導入の大きな理由であった、日本の医学生の診療能力が低いという深刻な問題に関しては何ら根本的な対策はとられていません。医学生の診療能力が低いという問題の本質は、医学部の教育スタッフの人員が非常に少なく抑えられている現状（欧米の3分の1から5分の1）に加えて、「医師法」の「医師でないものは医業をなしてはならない」（第17条）という条項を非常に狭く硬直して解釈することで、医学生への臨床教育の機会を制限していることにあるのです。あまつさえ医師の養成を卒業前と卒業後に分けて2つの省庁（文科省と厚労省）が関わるという、まさに縦割り行政の弊害がここに現われているのです。

私は、深刻な医療危機を脱するためには、監督官庁である厚生労働省の思い切ったオーバーホールが必要で、医療庁を設置する必要があると考えています（06参照）。

06

いま、医療改革のために強力な監督官庁が必要だ

大村 昭人（帝京大学医学部名誉教授、同医療技術学部長）

医療庁の設置を提言する

医学部学生の診療能力が低いという現状を改善するための根本的な対策、深刻な崩壊状態に陥っている救急医療の建て直し、日本の将来に大きなポテンシャルを持つ医療産業の育成など、勇気ある医療制度の導入は現在の縦割り行政ではとても望めません。

救急車は総務省（消防庁）の管轄で、病院の玄関から先は厚労省の管轄になっていて、このような縦割り行政では統合的な救急医療は不可能です。また、医師不足のために次々と診療縮小を余儀なくされている自治体病院も総務省、各自治体、厚労省と複雑な縦割り行政の支配を受けています。医療産業の政策も厚労省と経済産業省のダブル支配を受けていて、厚労省による「改正薬事法」（07参照）が医療産業発展の大きな足かせとなっている始末です。

とりわけ、医師養成制度の改革を医療政策の中核に据えて、医学部の定員と教育スタッフを大幅に増員した上で、一般病院と連携した総合的な研修制度に改める必要があります。これを支える財政資源の手当は十分可能で、

この投資の見返りは必ず国民へ返ってきます。

このような医療危機を解決する政策を強力に推し進めていくには、監督官庁である厚労省の思い切ったオーバーホールが不可欠なのです。医療にかかわる省庁を再編統合して「医療庁」に一本化し、政治家がビジョンを持って強力な指導力を発揮できる環境を作り出さなければ、ここまで崩壊してしまった日本の医療を再生させることは不可能だと考えています。

特別会計の抜本的改革だけで医療は支えられる

さて、国の予算の3倍弱にもなる「特別会計」には道路特定財源などを含めて現時点でさえ、200兆円近いお金が使われています。かつて塩川財務大臣が「母屋でお粥をすすって一生懸命節約しているのに、離れで子供たちがすき焼きを食っているようなもの」と言及したように、「特別会計」が民生向上のために有効に使われているとは言えない状況があるのです。無駄に使われているお金を少しでも医療や介護にまわせば、経済波及効果や雇用創出効果などは公共事業よりも大きいのです。社会福祉の充実を望む声は、民主党に政権を託した国民の選択からも明らかで、この「特別会計」の組み替えを実行に移すかどうかは国家のリーダーの見識と決意次第でしょう。

企業は欧米並みの社会的貢献を果たすべきである

法人税のさらなる負担軽減を求める日本企業は国民に甘えているとしかいえません。欧米の企業が負担している法人税と社会保険料など公的および私的福利厚生費の合計が日本よりはるかに大きいことはあまり知られていません。経団連は「医療（費の負担率の増加）は企業の国際競争力に悪影響を及ぼす」といっていますが、日本の企業の社会保障負担率は、高いといわれる法人税を考慮しても国際的に見て低位なのです。

たとえば、フランスの企業が負担する医療保険料は12・5％で日本の企業が負担する最大4・2％に比べてはるかに高く、被雇用者は0・75％で日本の最大4・2％に比べてはるかに低いという事実があります。日本より社会保険料や法人税が低い米国の企業でさえ、実は私的年金料や医療保険料を被雇用者に提供していて、日本企業より大きな社会貢献をしているのです。世界最大の自動車会社GMでは年金や医療などの福利厚生費を退職者にまで保証してきたことが経営の大きな負担となり、経営破綻の原因の一つといわれています。日本の経営者団体やオピニオンリーダー、有識者といわれる人たちはこうした、自分たちに都合の悪い事実には触れようとしません。

企業が欧米並みの社会的責任を果たすだけで、日本の医療と年金の制度は継続可能なのです。財界や御用学者たちはこうした事実を無視して、法人税の税率軽減のみを強調しています。非正規社員が労働人口の3割を超えて、非常に低い賃金と昇給もない身分に甘んじざるを得ないというのは異常な事態で、企業の競争力は一時的には高まるでしょうが、国民が企業の製品を買う力はますます小さくなり、このままでは個人消費が伸びず、国内経済が活性化することは考えられないでしょう。また、非正規社員が支払う社会保険料は少なく、医療や年金の将来像はますます暗くなる可能性があります。

これからは賃金を抑えてコストダウンをするのではなく、製品の付加価値を高めて世界をリードすることへの努力が必要です。低賃金を武器に世界で競争しようというのは発展途上国並みのメンタリティだと言わざるを得ません。

消費税アップは政府の信頼度如何

ＥＵ各国の消費税は押しなべて15％を超えていて、北欧では25％にもなる国があります。この税金は、福祉・教育分野に再配分され、国民の生活を基礎から支える財源となっています。北欧諸国では政府に対する不信が少ない分、国民は高い税金や保険料を納得して払っているのです。日本では政府に対する不信があり、社会保障がますます縮小してきた経過があるため、将来にわたって保障してもらえないのであれば、これ以上税金を出す理由がないと誰もが考えてきました。

社会全体が後ろ向きの議論をして来たのです。税金が国民のために正しく使われるという信頼を政治家が取り戻す必要があります。いまこそＥＵ諸国のようにもっと国民に対して、政治家が説明責任を果たさなければならない時です。

こうした医療の憂慮すべき状況に対して、私はやり方次第では「医療費亡国論」どころか、医療・介護に力を入れることによって、経済活性化が可能で日本を豊かにするだけでなく、国民を幸せにできる「医療立国論」が可能だと考えています（07参照）。

07 医療立国を国家プロジェクトにする

大村 昭人（帝京大学医学部名誉教授、同医療技術学部長）

「改正薬事法」は医療ベンチャーの芽を摘む

２００５年４月、医療産業に大きな影響を与える法律が国会で成立しました。「改正薬事法」と呼ばれるこの法律はその名称とは異なり、医薬品だけでなくすべての医療機器をも対象とする法律です。実は、この法律に対して医療機器産業の関係者たちは多かれ少なかれ「医療機器産業の空洞化を招く悪法である」という認識を持っています。05年に在日米商工会議所の医療機器関係の委員会が厚生労働省などに提出した意見書では「日本の医療機器は患者が使えるようになった時には、2、3世代前の製品になっている」と指摘しています。

この「改正薬事法」によって、医療機器企業は機器の製造を行なう「製造業」、国に申請し承認を得る「製造販売業」、機器を病院に納入する「販売業」の3種類に分類されました。しかし、従来どおり一貫して事業を継続するためには所定の資格要件を満たした複数の専任責任者を配置することが義務付けられており、他のスタッフが兼任することが許されないために、小企業であっても一定の人材を配置しなければならなくなってしまいました。

この法律の本来の趣旨は医療の安全強化と考えられますが、医薬品と医療機器を同レベルで考えたことに大きな問題があります。医療機器は、機器自体がいくらパーフェクトであっても、使い方によって不具合が生じ、医薬品の副作用とは質的に異なるのです。医薬品は副作用を起こせば身体に重大な影響を与えますが、医療機器には人工呼吸器、人工心肺など高度の機能と安全を要求されるものも少なくない一方で、30万種類あるといわれる医療機器の多くが日常の診療に使用する単純なものです。実際の医療現場では機器の不具合で患者に傷害が起こることは非常に稀で、ほとんどが誤操作などのヒューマンエラーによるものなのです。こうした背景があるにもかかわらず、改正された薬事法の不備からこれまで人体への傷害リスクが低いとされていた多くの機種がリスク高のカテゴリーに格上げされてしまいました。このためにこうした機器が診療現場で使用できるようになるまでの時間がさらに延びる結果となったのです。

この背景には日本の医療の現場ではあまりにも医療スタッフが少なく、過重労働を余儀なくされていることや、安全に医療機器を扱えるようになる十分なトレーニング制度が確立していないことにあります。医療の安全と質を確保するためには法律を厳しくするのではなく、正しい医療提供制度に向けての改革が必要なのです。それに逆行するかのように国が自ら、医療産業の芽を摘んでいるのです。日本の高い技術を医療産業に応用して世界の市場に参入すれば、欧米の例が示すようにその利益は莫大で国家経済の重要な柱に成りうるのにもったいない話です。

極めて遅い新薬・新医療機器の承認制度

医療機器は進歩が非常に速く、2年もするとより安全で質の高い改良型が登場します。しかし、外国製の機器の輸入に限ってもその審査承認プロセスは欧米に比べて非常に長く、新しい機器を日本ですぐに使用することは不可能に近い現状があります。前述しましたように「日本の医療機器は患者が使えるようになった時には、2、3世代前の製品になっている」と指摘されています。

この指摘は決して誇張ではなく、日本の遅い審査承認システムの現状を正確に反映しているのです。欧米で使用されている最新の機器の導入に欧米より6～7年遅れ、近隣のアジア諸国と比べても3～4年遅れているといわれています。ヨーロッパでは一定の基準を満たせば比較的簡単に承認が得られる制度になっていて、その代わりに市場に出た後の監視は厳しく、何か不具合があるとその対応も迅速です。医療の質と患者の安全を守りながら、いかに早く先進医療の恩恵を患者が受けられるかを重視した姿勢が見て取れます。このために資金のある日本企業はやむをえず、大金を払って海外で治験を行なっている現実があります。

日本の仕組みでは医療機器の承認は厚生労働省が行ないますが、審査を円滑に行なう趣旨で04年から「独立行政法人・医薬品医療機器総合機構」を発足させました。しかし、医療機器の審査を扱うためのスタッフはたった35名しかいません。自民党政権下での規制緩和でこの人数を104名にまで増やすことになりましたが、欧米に比べてまだまだ圧倒的に少ないのが現状です。ちなみに米国の食品医薬品局（FDA）では総勢8500名のスタッフを抱え、医療機器担当だけでも1000人を超える人数を配置しています。新薬の承認についても欧米では1000人から2000人も配置されていますが、日本の担当者は200名にも満たないのです。

日本の公務員数は諸外国に比べて非常に少ないのです。日本の人口当たりの公務員数はアメリカ、イギリス、フランスの半分以下で、少ないと言われるドイツに比べても6割程度です。マスコミなどでは、公務員の数が多い、公務員は働いていないなどの報道キャンペーンが行なわれることがありますが、個々の事例に対する批判は的を射たものであっても、全体を考えての判断が必要でしょう。国民の生命・財産がかかっている分野にはもっと人材は必要なのです。

しかも、医療機器の承認審査を行なう専門的知識を持った担当者が少ないために「改正薬事法」を金科玉条にして審査を進めるために、申請書の形式的な点にわたってほとんど重要でないことまでも修正を要求される現実があり、申請書が受理されるまで非常に長い期間がかかっています。

この問題の解決には思い切った対策が必要で、政府や業界が一体となって取り組む必要がありますが、「規制改革・民間開放推進会議」のメンバーは自分たちが関係する医療保険など利益の大きい分野には熱心ですが、医療機器の審査承認という分野にはまったく関心を示しません。医療機器と医薬品を規制する法律を分けて、リスク分類を見直すことや承認審査にあたる人数を大幅に増やすなどに加えて、先進国で承認された医薬品、医療機器は無駄な反復治験をできるだけ省いて短期間で承認し、不具合や副作用に迅速に対応できるシステムを構築することが重要です。

欧米ではインキュベータと呼ばれるベンチャー技術を市場に出す民間システムがあり、これらの会社はベンチャー技術を評価して、市場での可能性を見極めるだけではなく、政府の承認手続きを代行して、さらに投資家から資金まで集めてくることまでやります。たとえば、食品医薬品局（ＦＤＡ）のあるアメリカのメリーランド州には医療関係のインキュベータ会社だけでも６社も存在します。こうした方向こそ、「規制改革・民間開放推進会議」が取り組むべき課題であって、市場原理化を言うならば目先の利益を追って「国民皆保険制度」を危うくするのではなく、もっと重要で国のためにやることが数多くあるはずです。

「皆保険制度」は市場経済を支え、経済を活性化する

年金や医療・介護という社会のセーフティネットをきちんと整備することは、国民が安心して経済活動や社会活動に専念するために大変重要なことです。これこそ、国家が責任を持って維持していかなければならない重要な分野です。とくに医療や介護の経済への波及効果や雇用創出効果は非常に大きく、周辺の関連産業への波及効果を除いても公共事業を上回ります。

医療を負債と考えるのではなく、EUの国々のように医療のさまざまな分野に積極的に投資することで経済をさらに活性化して、その成果で「国民皆保険制度」を維持していくという前向きの発想転換がいま、求められています。European Commission のレポート（05年8月）ではEU全体では医療への投資が経済成長率の16〜27％を占めており、EU15カ国に限ると医療制度の経済効果はGDPの7％に相当し、金融の約5％を上回っています。

また、EUの製薬産業連合のレポート（05年11月）ではEU圏の貿易バランスで製薬産業は03年度で第1位であり、3兆6000億円の黒字で2位の動力機械産業の約1兆4700億円を大きく引き離しています。GDPの7％という数字をもし、日本に当てはめた場合、年間35兆円ほどGDPを押し上げることになります。国民の高い租税・社会保障負担率にもかかわらず、北欧やEUの国々は経済競争率でも世界でトップレベルを維持しているのです。

この成功の影には人々が安心して暮らせる社会を築くことを最優先するなかで、高い技術を育て、これを輸出に向けるという国の政策があり、その中の優先順位の高い位置に医療や福祉も入っています。私はISO／TC121という医療機器の国際規格を作成する専門委員会の日本代表を務めていますが、こうした委員会に北欧や

ＥＵの人口１０００万以下の国々から政府、企業、ユーザーである医療従事者の代表たちが出席して、自国のために一丸となって発言をするのにいつも感銘を受けています。

医療立国を国家プロジェクトにせよ！

北欧の国々は医療を国家の重要なインフラと考え、高い租税負担率を維持しながら医療や福祉に重きを置いた人間中心の社会を築いています。その中から生まれる技術をさまざまな分野に応用して経済の活性化を図って成功しています。このような背景があるからこそ、デンマークやスウェーデン、フィンランドのように人口５００万人台の小国が世界でトップレベルの国際競争力を維持して、国際規格を作るさまざまな委員会で主導的な役割が果たせるのです。

高い先進技術、知識、資源を豊富に持つ日本の企業が政府と一丸になってその能力を医療に投入すれば、世界をリードする医療技術大国の実現も夢ではありません。世界で一目おかれている日本の高い環境技術、省エネ技術も現場での問題を解決しようとする技術の努力に加えて、国と企業の強い意思があったからこそ世界をリードすることが可能になったのです。

国際エネルギー機関（ＩＥＡ）の報告によれば、単位ＧＤＰ当たりに必要なエネルギー消費量は日本を１とするとＥＵ平均が１・７、米国が２・０、中国が８・７でロシアにいたっては１８・０にもなるというデータがあります。いかに日本の環境技術が優れているかの一端を示す数字です。また、アメリカが開発した巡航ミサイルなどの頭脳部分に日本の技術が多く使われているのは周知の事実でもあります。

しかし、大企業を含めてこうした先端技術を医療の分野に応用しようという目立った動きは非常に少なく、日本からの医療機器の輸出が年々減少している状況があります。大事なのは将来に対するビジョンと意思です。少子高齢化傾向が世界でもっとも速い日本であるからこそ、高齢者がいつまでも元気に働いて社会貢献しながら自立できる医療福祉の基盤をしっかりと整備して、かつこの分野での技術開発に国力を注げば国民も幸せになり、経済も活性化できる可能性は大きいと言えます。

イギリスのブレア前首相が国民に対して医療改革の必要性を説いて、積極的に対策に取り組み、サッチャーが壊した医療制度の再生に努力しました。また多くの問題を抱えたアメリカでは政治家たちが自分たちの医療制度改革案を国民に対して熱心に説明しています。政治家が国や企業が医療や社会福祉は国の負債であるという誤った考えを転換できれば医療は国の活性化の大きな原動力になり、日本の医療制度の将来は明るいのです。

【参考文献】
『医療立国論：崩壊する医療制度に歯止めをかける』大村昭人著、日刊工業新聞社、２００７年
『医療立国論Ⅱ：厚生労働省解体―医療庁を設置せよ』大村昭人著、日刊工業新聞社、２００８年
『医療立国論Ⅲ：民主党政権で医療はこう変わる』大村昭人著、日刊工業新聞社、２００９年

08

医療崩壊の2つのシナリオ——医療訴訟の濫発と「医療賠償責任保険」の破綻

上　昌広（東京大学医科学研究所特任准教授）

産科医の半数が少なくとも1回は訴訟に巻き込まれる

わが国では医療訴訟が急増しています。たとえば、97年から06年の10年間に、新たに提起された医療訴訟数は597件から912件へ、1・5倍に増加しています（『よくわかる医療訴訟』井上清成著、毎日コミュニケーションズ）。ちなみに医療訴訟とは、治療の結果に満足しない患者・家族が主治医や病院を訴える民事訴訟を指し、通常、刑事裁判は医療訴訟には含まれません。このような医療訴訟の急増を受けて、01年には東京地裁と大阪地裁に医療訴訟を集中的に担当する医療集中部が設立され、その後、千葉、名古屋、福岡にも設置されてきました。

あらゆる診療科の中で、とくに訴訟の頻度が高いのが産婦人科で、最高裁判所のデータによれば、産婦人科における2年間で終了した裁判の件数の平均は年139件とされています。産婦人科医は9500人ほどですから、そのうち100人の産婦人科医が1年間に1・5件の訴訟を経験する計算になります。医師の実働を40年間と仮定すれば、約60％の産婦人科医が現役中に最低1回は訴訟に巻き込まれることになるのです。

みなさんは同僚の半数以上が被告として裁判官の前に引き出されるという職業を想像できるでしょうか？　私

の知るかぎり、過半数が訴えられる堅気《かたぎ》の職業はありません。

ハイリスク医療に手を出せなくなる

増加する医療訴訟に対して、医師はどのように対応しているのでしょうか。実は、自動車の事故と同様に、医療事故に対しても「医師賠償責任保険」（以下「医賠責保険」）という民間保険があり、医師はこれに加入しています。この保険に加入していないと、医師は危険性の高い手術や出産などのハイリスク医療には、怖くて手を出すことができません。

「医賠責保険」は、その名の通り「医療事故に関し医師に過失があり、賠償責任が生じたときにこれを補償する」保険ですから、医師に過失がなければ補償金は支払われません。しかし、医療事故は実際に起きてしまっていて、その責任の所在を問うことになると、責任が医師にあるのか否かという「過失認定」が困難なことが多いため、病院・医師と患者・家族の主張が真っ向から対立し、長期間の民事裁判に発展することも稀ではありません。

この状況は、患者・家族にとっては医療界の隠蔽体質を実証しているかのように映り、医師にとっては「医療の不確実性」に対する一般社会の無理解を象徴しているかのように映ります。いずれの主張も双方の立場を反映したもので、医療事故は患者・家族と医師にとって、まったく異なった姿に見えてしまう特徴を持っています。

一方、病院経営者の多くは、裁判が長期化することで病院経営に支障が出ることを恐れます。そのため金銭で決着がつくことであれば、自ら過失を認め、早期に示談で解決しようとする傾向があります。保険会社の立場に立てば、賠償責任もないのに保険を使って賠償するというのは完全なモラルハザードですが、これまでは医療訴訟が少なかったこともあり、保険会社も保険金の支払いを大目に見てきました。

たとえば、04年12月に起きた福島県立大野病院事件では、帝王切開手術を受けた産婦が死亡したことに対して、「医賠責保険」を使用して遺族に補償するため、福島県庁の幹部が「慣例通り」に県の「事故調査報告書」に、わざわざ過失を認めるような記述をしたと言われています。

この記述が仇《あだ》となりました。後日、この「事故調査報告書」を閲覧した遺族が執刀した産科医への不信感を抱いたことをきっかけにして、このような医療界の「慣例」を知らない福島県警が、「事故調査報告書」を参考に「業務上過失致死」「医師法違反」の容疑で医師を逮捕・起訴する事態にまで発展してしまったのです。

ご存知のようにこの産科医は08年8月、福島地裁で無罪判決を受け、検察側が控訴を断念したため無罪が確定し、医療現場に復帰していますが、この事件が日本の医学界、とりわけ産婦人科医に与えた影響はとても大きなものでした。

危機に瀕するわが国の「医賠責保険」

では、わが国の「医賠責保険」の実情はどうなっているのでしょうか。この保険が発売されたのは70年代で、09年6月現在、損保ジャパン、東京海上日動など5社が取り扱っていますが、どの社の商品も大枠は同じです。日本国内の医療行為によって生じた医療事故を対象として、通常は医療事故1件当たり最大1億円、契約期間中（通常は1年間）最大3億円が補償されます。加入している医師が支払う保険料は定額で、年間5万円程度です。

この低額の保険料は、加入者の事故リスクに応じて掛け金が変動し、産科医や救急医では年間の保険料が1000万円にもなる米国の様相とは対照的です。また、米国では、保険加入の条件としての診療の質を確保するために、1年間に診療できる患者の数に上限を設けることが普通行なわれています。とくに産科では、1年間の出産数が200人ほどに制限されることが一般的です。たとえば、日本のように平均出産担当数が400人以上となると、それだけリスクが高まりますから保険料がさらに高額にならざるを得ないでしょう。

わが国の「医賠責保険」は医療事故・訴訟が多発することを念頭に制度設計がされていませんので、さらに医療訴訟が増加し、賠償額が高額化すれば、現在の「医賠責保険」は容易に破綻することが予想されます。

医療ミスで200億円の懲罰的損害賠償

「医賠責保険」のありかたを考える上で、米国の歴史は示唆に富んでいます。米国は言わずと知れた訴訟大国で、米国の弁護士の人数は日本の48倍、人口比でも20倍はいると言われています。民事訴訟は年間2000万件を超えており、日本の新規受付数の15万件をはるかに超え、100倍以上になっています。

「マクドナルド・コーヒー事件」(92年、79歳の女性の膝にコーヒーがこぼれた事件で270万ドルの賠償評決、64万ドルの判決が出た)でマスコミを賑わしたように、米国の民事訴訟の特徴の一つに「懲罰的損害賠償」があることはご存知の通りです。

そもそも、民事訴訟における賠償金額は「(所得)×(働ける年数)+慰謝料」という単純な方程式で計算されますから、所得も平均寿命も延びた現在、賠償額が高額化するのは必然ですが、米国では加害者の行為が強い非難に値する場合、将来の同様の行為を抑止する目的で、加害者に「懲罰的」な観点から陪審員の裁量で実際の損害額に上乗せした賠償金の支払いを命じることが認められているのです。

医療の分野でも、出産により赤ちゃんが脳性麻痺になってしまったことに対する訴訟で、ニューヨーク州では帝王切開をしなかった医師の医療ミスを認定し、賠償金200億円の判決が出ています。このように米国では、医療訴訟の賠償は高額化することが多く、1件当たり100万ドルを超えることが少なくありません。ちなみに日本でも医療訴訟の賠償額は高額化しつつあり、1件当たり1億円を超える判決が出ることが珍しくなくなりました。日本の法曹界は民事訴訟を通じた弱者救済という立場に立っているため、慰謝料が次第に高額化していくことは、避けられないでしょう。

カリフォルニア州に端を発した医療過誤の危機

米国では、医療訴訟の濫発《らんぱつ》と賠償額の高額化が、「医賠責保険」の保険料の高騰や、医師のハイリスク医療からの撤退を招きました。とくにその現象が顕著だったのがカリフォルニア州で、「医賠責保険」の保険料が74年の5倍になってしまいました。1975年5月、保険料の高騰により多くの医師が保険に加入できなくなってしまった事態に抗議するため麻酔科医がストライキに入ったことをきっかけに、州内の他の診療科にも余波が拡大して行き、医療機関のストライキが続出して多くの州民が受診できない事態になりました。

カリフォルニア州民の怒りの矛先は、病院や医師、行政、政党から次第に過大な賠償を求める弁護士に向かい始めました。世論は「医療へのアクセス権を確保すること」を強く求め、州の法制度の改善を要求しました。これを受けて州知事は「医療被害補償改革法」(MICRA; Medical Injury Compensation Reform Act)を議会に提出しますが、この中で賠償額の高騰が「医療崩壊」の引き金になっているとして、精神的苦痛など非経済的損失に対する賠償金(慰謝料)の上限を25万ドルに制限することを提案しました。また、被害者に対してより多くの賠償金が支払われるように、賠償金額が増えるにつれ弁護士報酬の割合を漸減する方式を導入しました。

弁護士団体はこの「医療被害補償改革法」に猛反対しましたが、75年9月、州上院で60対19の大差で成立しました。弁護士団体は、医療過誤だけを他の訴訟と区別して特別扱いする法律は憲法違反であると上級審で主張しましたが、84年、カリフォルニア州最高裁判所は「医療被害補償改革法」を合憲と判断し、決着を見ました。

このカリフォルニア州での「医療被害補償改革法」をきっかけに、全米で高額な医療訴訟賠償金についての議論が巻き起こり、20以上の州が法律で賠償額の上限を規定しています。ただし、アラバマ州やカンザス州のように、議会が立法化したものの、上級審で違憲と判断された地域も出てきました。

ミネソタ州で「医賠責保険」が破綻

01年、ミネソタ州の「セント・ポール・カンパニーズ社」（以下セ社）が「医賠責保険」の支払いによって年間10億ドルの損失を被っていると主張して、「医賠責保険」から全面撤退したことを契機に、それ以降、米国では大手保険会社は「医賠責保険」を扱っていない事態となっています。セ社の「医賠責保険」からの撤退には、さまざまな要因が関与したと言われていますが、とくに影響があったのは、01年9月の「同時多発テロ事件」によって保険者が支払う再保険料（保険会社が保険金支払いのために別の保険会社の保険に入る際の保険料）が暴騰したこととされています。

01年当時、セ社は加入医師4万2000人を誇った全米2位の取扱高でしたから、セ社の撤退が医療界に与えた影響は甚大でした。まず、セ社の撤退を契機に、「医賠責保険」の掛け金が高額化しました。この影響は、産科や救急医療の領域で顕著に現われ、年間の保険料が数十万ドルに達する医師まで出現しました。このため、「医賠責保険」の掛け金が高い州を離れ、カリフォルニア州に転出する医師が続出しました。また、すべての診療科を診ることが売りの家庭医の中にも、「医賠責保険」を安くするため産科診療だけを辞める医師が出てきました。

この結果、ミネソタ州では家庭医から専門医まで、あらゆるレベルで産科医療を提供する医師が激減しました。「医賠責保険」の崩壊が引き起こした医療危機は、全米での医療過誤訴訟制度の見直しを促し、全米のほとんどの州議会で、製造物責任訴訟および医療過誤訴訟解決のための改革として、「不法行為改革法」の制定が検討され始めました。この「不法行為改革法」は、損害賠償額の上限設定を初めとして、出訴期限の短縮、損益相殺ルールの採用、裁判前の専門家パネルでの調停などを検討し、医療過誤訴訟の濫発を抑制しようという試みでした。

米国では「医賠責保険」の崩壊をきっかけにハイリスク医療を行なうことができなくなった医師が続発したため、多くの国民が医療へアクセスできないという危機的状態が約30年間にわたり続いています。しかし、米国はこのような医療危機を通じて、さまざまな医療訴訟対策を生み出しつつあります。とくに、裁判外紛争処理やメディエーションなどの患者・医師間の関係構築の方法は注目に値します。

わが国の医療は、かつての米国と酷似した過程をたどりつつあります。このままでは、早晩、医賠責保険が破綻し、この点からも医療制度の崩壊が懸念されます。医療崩壊をくい止めるためには、国民的な議論に基づき、患者・医師間の信頼関係を再構築することが不可欠です。

Column

誰でも無料で受けられるキューバの医療

早川幸子（「日本の医療を守る市民の会」、フリーライター）

カリブ海に浮かぶ美しい島国、キューバ。資本主義大国アメリカの咽喉元で、社会主義を貫くこの小国は何を隠そう医療大国です。人口1124万人に対して、医師数は約7万2000人ですから、国民160人当たりに1人の医師がいる計算になります。日本では476人に1人です。

1959年の革命勝利を経て平等主義を掲げたキューバは、誰もが無料で受けられる医療制度を作りました。そして24時間365日対応のファミリードクターを中心に、地区診療所、病院が連携して系統だった医療を展開しています。予防を重視するキューバでは、1人のファミリードクターが120～150世帯（500～700人）を受け持ち、ふだんから身体とメンタル両方をケアします。医療技術も優秀で、乳幼児死亡率は1000人中5.3人（06年）とアメリカよりも少ないのです。

ところが、90年代のソ連崩壊によって状況は一変しました。アメリカによる経済封鎖が続き、ソ連（ロシア）からも物資が入ってこなくなったキューバでは経済が破綻寸前に陥りました。この危機を脱するために、現在、キューバは約4万人の医師をベネズエラやボリビアなどに派遣し、外貨を稼ぐ手段にしています。国内に残った医師が激減したため、1人のファミリードクターが担当する患者数は1500～2000人に膨れ上がり、医師の過重労働やサービスの低下が問題になりました。キューバ研究者の新藤通弘氏によると「多くの病院では医療機器が壊れたままで、患者は適切な治療も受けられないこともある」といいます。

こうした事態を受け、キューバでは医療制度を見直し、機能していないファミリードクターは閉鎖し、医療保険制度を作ることなどが検討されているようです。キューバ医療は光の部分だけが報じられることが多いのですが、経済事情がヒューマンな理念を妨げているのが実情です。そんな厳しい財政の中でも、キューバは貧しい第三世界から無償で医学生を受入れています。資本主義に対抗し、強い者に巻かれずに、尊厳をもって独立を守ろうとするキューバ人の心意気には敬服します。さすが、フィデル・カストロの国です。

第2章

日本の公的医療保険制度はどこが歪んでいるのか？

09 日本の医療保険制度は世界でまれに見るすぐれた制度だった

久保 佐世（京都府保険医協会事務局次長）

すぐれた「皆医療保障型」の医療保険制度

日本の医療保険制度は、「国民皆保険制度」と呼ばれています。「皆保険」とは、❶すべての国民に加入義務がある、❷給付もすべての国民に保障される、という仕組みのことです。それに加えて、入っている保険の種類や暮らしている地域、個人の経済力などに左右されることなく、いつでもどこでも必要な医療が十分に提供される「皆医療保障型」の制度として作られています。残念ながら、現状は必ずしも設計思想通りに運用されていませんが、この点については後ほど触れたいと思います。

この「皆医療保障型」の医療保険制度を持つ国は世界でも少数派で、多くは公的保険で給付されない部分を民間保険や自費で負担する形になっています。つまり、日本が導入した「医療保険制度」が十分機能するためには、ただ国民に保険証を配れば済むというわけではなく、公的医療保険だけで必要な医療が受けられるように国や自治体が、しっかり制度を保護し、経済的に保障することが不可欠なのです。

そのためには、この制度を守って良い医療を提供しようと努力する医療従事者の存在と、それを支える国民の声が何よりも重要です。

「富国強兵」と「国民救済」を目的に立ち上げられた医療保険制度

日本の医療保険制度のスタートは、1926年（昭和2年）施行の「健康保険法」からとされています。当時の日本では、主要な輸出産業であった紡績業や炭坑、鉱山などで女性や若年労働者が劣悪な労働環境で酷使され、病気や不健康状態が蔓延していました。国民、労働者の体力低下や病気の増加、ひいては国力の衰退という懸念から政府もこの事態を放置しておくことが出来ず、「富国強兵」という国策上の問題として対応を検討するようになりました。

また、1917年（大正6年）にロシアで社会主義革命が起こり、当時の天皇制政府は「社会の治安維持のため労働者階層への社会主義思想の浸透を防がなくてはならない。そのためには、疾病と貧困との連鎖を断ち切って労働者階層の生活の安定を図る必要がある」と考えるようになります。このような国際的な背景もあって、労働者を対象にした近代的な医療保険制度を模索するようになったのです。

一方、農村でも悲惨な事態が起こっていました。1929年（昭和4年）10月、ニューヨーク証券取引所の株価が大暴落したことをきっかけに、世界経済を奈落に突き落とした世界恐慌が発生しました。この「大津波」は日本の主力輸出産業であった紡績業に大打撃を与え、職を失った工場労働者たちが、結核などの病気を抱えて大量に農村に帰ってきました。養蚕農家（当時全国の農家の約4割）は、繭の販売先を失い現金収入の途を閉ざされ、貧困のどん底に落ちていきました。さらには、世界恐慌が起きた年の豊作飢饉と、その翌年の冷害による凶作が疲弊した農村を襲い、大量の「欠食児童」を生み、身売り、母子心中などが起きました。

こうした農村の危機を救うために政府が導入したのが、農村向け医療保障制度である「国民健康保険」（昭和13年／1938年制定。略称、国保）でした。この制度が、戦後日本の「皆保険制度」を地域で支える重要な役割を担っていくことになります。

なぜなら、この国民健康保険ができたことで、1926年（昭和2年）施行の「健康保険法」などではカバーできない人たち、たとえば、農林漁業従事者、商工自営業者、無職の人などが、すべて医療保険に入ることができるようになったからです。その意味で、国民健康保険は日本の医療制度の土台であり根幹であるということができます。

国民の運動と経済力が支えた国民皆保険

戦後の医療制度再建は、敗戦を踏まえて「新たな国のあり方」が模索される中で進みます。1946年（昭和21年）に憲法が公布され、第25条に「生存権」規定が盛り込まれました。日本の法律に初めて社会保障という言葉が登場し、国は生存権保障のために社会保障の向上、増進に努めなければならないことが明示されました。それは「民主主義と市民的自由を戦後日本の国のあり方の重要な柱にしよう」という、米国を中心とした占領軍の考え方であり、人権抑圧、生活破壊の戦争を経験した日本国民の強い要求でもありました。

その後、憲法25条の「国民の最低限度の生活」を実現するため、公的医療保険、公的年金といった社会保険から、生活保護などの社会福祉、公衆衛生といった分野まで、幅広く整備されていきます。こうして1961年（昭和36年）4月1日、全国の自治体に国民健康保険が創設され、すべての国民は何らかの公的医療保険に加入することになり、「国民皆保険制度」が確立しました。当初は、「健保」（健康保険）は本人10割（つまり本人負担ゼロ）、家族5割、「国保」（国民健康保険）は5割という給付率からスタートし、国民運動や経済成長の追い風を受けて、63年には「国保」は世帯主が7割、68年にはその家族が7割、73年には老人医療が無料にと、60年代から70年代にかけて制度を充実させてきました。

医療の値段は、どう決まる？

ところで、医療を受けたときの費用を負担する財源には3つあります。
1つ目は、国や自治体から補助金として返ってくる税金
2つ目は、加入している保険に対して加入者（被保険者）が支払う保険料
3つ目は、医療機関を受診したときに患者本人が窓口で支払う「一部負担金」
この3つを医療保険財源と言い、この財源の確保の仕方や使い方に関する計画のことを医療保険財政と言います。

●一部負担金の割合

この医療保険財源のうち私たちが身近に感じる費用負担は、受診時に窓口で支払いを求められる3つ目の「一部負担金」（窓口負担）だと思います。医療費の何割をこの「一部負担金」とするのかは法律によって定められています。

現在のところ、義務教育就学前の子どもたちは2割、小学校入学以後から69歳以下および現役並み所得のある70歳以上高齢者は3割、それ以外の70歳以上高齢者は1割の負担です（70歳以上74歳以下の高齢者について2割負担とすることが法律では決まっていますが、現在のところ実施されていません）。ただし、月単位でまとめた

とき、一定以上の負担額になった場合、所得に応じて月の負担上限が設けられていて、それを超えて負担している分については、返還される制度も設けられています。これを「高額療養費制度」といいます。

ただし、「一部負担金」（窓口負担）で済むのは、保険が利く範囲の医療に対してで、保険が利かない差額ベッド代や、紹介状を持たないで受診した大病院での初診時の特別料金などは全額が自己負担になります。また、保険が利く医療の範囲内でも、入院時の食事療養費や生活療養費など、定額で負担を求められるものがあります。これらも高額療養費制度の対象にはなりません。

私たちが受ける医療の値段は、「診療報酬点数表」という医療の価格メニューに照らし合わせて計算されます。価格計算は、点数表に表記された点数×単価（現在は10円）で計算されます。この「診療報酬点数表」には、診察や検査、投薬、処置、手術、リハビリ、入院、在宅など、現場で必要と思われる診療行為が網羅され、それぞれに価格が付けられています。この点数表にどういった医療行為を収載するか、その価格をいくらにするかは「中央社会保険医療協議会」で検討され、改定されていきます。この点数表に収載されていない医療は、医療保険では受けられません。私たちが、医療保険で良い医療を受けたいと思うなら、必要な医療を点数表に収載し、十分採算の取れる価格をつけて充実させていく必要があるのです。

保険で良い医療を受けるためには、医療財政をしっかりさせる必要がある

いま、日本の医療制度は少子高齢化によって支え切れなくなると言われています。所得格差が広がり、低所得層の拡大によって租税や保険料の負担能力が低下する中では、その指摘も現実味を帯びます。名実ともに充実した皆医療保障型の「国民皆保険制度」を守るには、国や自治体による保護や経済的保障が不可欠です。国や自治

体による保護や経済的保障も、そういう政策に対する国民の支持と、税や保険料の負担があって初めて成り立ちます。その一方で、国や地方の政府が雇用や所得を保障し、企業も医療や福祉に対して社会的責任を果たすことで国民生活の安定と経済の活力を維持しているデンマークやスウェーデンのような国もあります。

医療制度をどのようなものにしていくかは「国のあり方」の選択に関わる重要な問題なのです。「保険で良い医療を受けたい」という声を国民の多数派にすることが、いまほど求められている時はありません。

10 医療費削減政策で次第に短くなった入院日数

栗林 令子（東京保険医協会事務局次長）

急性期病棟で入院日数制限が始まった

「入院日数を削減する」という考え方は、第一次中曽根内閣時代当時の林義郎厚生大臣の「今後の医療政策―視点と方向」（1983年）によってすでに方向性が示されていました。入院日数を制限するために、「平均在院日数」を定めてそれに収まるように実際の入院日数をコントロールするという手法が提示されていました。入院日数のコントロールという言葉が実際に意味するところは、患者をできるだけ早期に退院させ、医療費を抑制するという政策的な意図に基づいたものでした。

最初に入院日数の制限の手法が導入されたのは1988年頃から。当時一番手厚かった「看護基準」（患者2人に看護職員1人＝2：1）が行なわれていた「急性期一般病棟」の平均在院日数を20日以内と定め、入院日数を制限しました。

表①を見てください。現在はもっとも手厚い7：1看護基準（2006年4月から基準の表記が変更され患者1・4人に看護職員1人を配置）では平均在院日数は19日、急性期の治療後などに入院する＝「15：1看護」（患者3人に看護職員1人〉では60日などというように、入院日数と看護職員の人数、診療報酬をリンクさせることで、入院日数がコントロールされています。つまり、平均在院日数を超えて入院させていると、その日数で要件を満たす、下のランクの診療報酬を算定しなければならず、病院としては不本意ながら、入院患者の早期退院を促さざるを得なくなってしまいました。

表①　入院の診療報酬における平均在院日数要件一覧（2010年4月現在主なもののみ、入院直後の点数）

平均在院日数	入院基本料、特定入院料
19日以内	一般病棟　7対1入院基本料〈2005点〉 一般病棟　7対1特別入院基本料〈1544点〉
21日以内	一般病棟 10対1入院基本料〈1750点〉 一般病棟 10対1特別入院基本料〈1340点〉 小児入院医療管理料1〈4500点〉 小児入院医療管理料2〈4000点〉
24日以内	一般病棟 13対1入院基本料〈1542点〉
28日以内	小児入院医療管理料3　〈3600点〉
40日以内	精神病棟 10対1入院基本料〈1705点〉
60日以内	一般病棟 15対1入院基本料〈1396点〉

※一般病棟・精神病棟は入院直後の入院基本料〔1日につき、室料、医学管理料、看護料（看護士70%以上）含む〕を〈　〉内に示した。1点：10円
※特定機能病院入院基本料、専門病院入院基本料は略。

入院日数が制限される以前は、緊急の患者には必要に応じて手術をし、回復までの必要な期間入院する患者がいる一方で、長期療養の患者も入院しているという「多機能病院」が一般的な姿でした。しかし、平均在院日数が導入された結果、「急性期病棟」は短期間の入院に限定し、集中的に医療を提供するならそれに見合う報酬を与えるが、長期入院を受入れると看護職員を多く配置していても、平均在院日数の基準を満たす低額の報酬にするという方針に変わったのです。

そのため、病院が長期療養患者を受入れると赤字が発生するようになっていったのです。患者を受入れた病院では、当然のこととして、必要な入院期間を確保し、責任を持って治療に当たりたいのですが、入院期間が長くなると赤字になってしまうためにやむを得ず、患者に退院を迫るという事態が出てきました。いま、数カ月に一度は転院を迫られるという事態が常態化しています。

「特例許可老人病院」が作られる

しかし、どうしても長期入院が必要という患者もいます。そこで、長期入院を必要としている患者の大半が高齢者（当時は70歳以上が高齢者）と65歳以上の一定の障害を持った患者であるとして、「老人保健法」（83年施行）に基づいて、「特例許可老人病院」（94年「老人病棟」と改称）が作られました。この「特例許可老人病院」は、「医療法」の看護基準より低い看護基準（一般病棟の7割程度）を導入したばかりでなく、低額の診療報酬を設定しました。

在院日数を制限するばかりでなく、「医療法」に違反した看護基準の病棟を新設することで入院医療費を抑制する方法を導入したのです。その後も厚生省は、「特例許可老人病院」での「患者に対する投薬や点滴が多すぎる」などの医療費抑制の指導を強化する一方で、投薬や点滴の費用も1カ月当たりの定額点数の設定をするなどの制限を導入しました。さらに介護を必要とする患者を「特例許可老人病院」に入院させる方針を継続して、介護施設に対する整備の要求に応えないままで放置してきました。

病院経営を追いつめるさまざまな改悪

「社会的入院」という言葉を聞いたことがあると思います。治療の面からは、入院している必要はないにもかかわらず、長期にわたって入院をしているケースを指しますが、その背景には病院を出ても帰る家がない、自立した生活が経済的にも精神的にも不可能、地域に介護サービス資源が不足しているなど、さまざまな個人的事情、社会的な理由があります。

入院の必要度が少ないとされている「社会的入院」によって、医療費が増大するという指摘や救急入院が締め出されるおそれがあると指摘がされてきました。１９８８年、厚生省は「療養担当規則」（保険診療の基本的な方針が示された規則）で、「家庭事情等のため退院困難と認められるとき、医療機関は都道府県、保険者等に通報すべし」という指示を医療機関に出して、「社会的入院」をなくす方針を明らかにしましたが、退院後の患者の処遇などはまったく示されず、退院させられても行き場がありませんでした。さすがにこの規則に従って「社会的入院」患者を通報した医療機関は1つもありませんでした。この「社会的入院」問題は未だに国民の視点に沿った解決の方向性さえ示されていません。一方では、〈入院から在宅医療へ〉という厚生労働省の方針が示され、在宅患者に対する往診料が大幅に引き上げられたり、自宅で寝たきり患者を継続的に診療する「在宅患者訪問診療料」などが新設されてきました。

94年には「医療法」の改定によって当時問題になっていた患者負担の付き添いの解消とともに「療養型病床群」が新設されました。この「療養型病床群」は広い病室など良好な入院環境を整えた長期入院患者用のベッドとされ、「特例許可老人病院」を経営していた医療施設に対して、療養病床への転換を促しました。あとで紹介しますが、この「療養型病床群」の新規導入とその12年後の大幅削減という方針転換が高齢者医療に大きな混乱を巻き起こしました。

98年の診療報酬の改定では、一般病棟に6カ月を超えて入院している老人患者には、「老人長期入院医療管理料」等が新設されました。この「老人長期入院医療管理料」（一般病棟のうちの特例病床群に限る）は「重症者」を除き、6カ月を超えて入院する患者の入院費用・投薬・注射・検査料などは定額の一括払いになり、その患者に行なえる医療が費用面から制限されることになりました。患者の症状が安定しているときはまだよいのですが、たとえば繰り返し肺炎を起こす患者でも「重症者」と認められないと、これまでのように必要な治療をしていると定額を超えてしまい、その分が病院の持ち出しになってしまうのです。そうした高齢者の病態をまったく考慮しない診療報酬の改定が行なわれましたが、多くの病院が赤字覚悟で治療に当たっています。

長期入院は介護施設、有料老人ホームへ

2000年に入ってから、財務省や「経済財政諮問会議」などが医療改革の実施を迫り、さらに医療費を削減するよう声高に主張するようになりました。政府・厚労省は20年も放置していたにもかかわらず「社会的入院の解消を直ちにしなければならない。急を要す」と言い出し、十分な検討をしないままにさまざまな改革が実施されてきました。

02年の診療報酬改定では、退院を促すために長期にわたる入院患者には負担を課す手法まで導入されました。一般病棟などで入院日数が180日を超えたら「重症者」を除き入院基本料を15％削減し、その削減分を患者本人に負担させることが可能とされたのです。つまり、長期入院患者を抱えていると病院の収入が少なくなるか、患者本人もペナルティーとして負担を強いられるのです。「社会的入院」を減らすための「社会的制裁」というわけです。「社会的退院」によって退院を余儀なくされた社会的弱者はどこへ行ったら良いかも示されないままに迷走する厚労省の方針でした。

さらに06年、94年に新設され38万床になった「療養病床（旧療養型病床群）」を突然、15万床まで大幅削減する方針が決まりました（77ページ参照）。先ほども紹介しましたが、厚生労働省は「療養病床」の設置を推進して高齢患者の長期入院の体制を整備しようとしていました。この突然の方針転換は「療養病床」を削減しても介護に重点を置いた老人保健施設（老健施設）、特別養護老人ホーム、有料老人ホームなどを整備して、高齢者の

入院問題を解決するという構想によるものだったようです（図⑥参照）。

しかし、老人保健施設、特別養護老人ホーム、有料老人ホームは「療養病床」の代替にはなりません。そもそも「療養病床」は急性期を経過して退院した患者の受け皿としての役割も果たしており、その役割を無視しての「療養型病床」の大幅削減は高齢者や地域の医療環境を悪化させるものでした。老人保健施設が提供する医療サービスは「療養病床」に比べ医師数も少なく介護の色合いが強く、有料老人ホームに至っては医師が配置されていませんので、外部からの往診を要請しない限り、医療サービスが提供できません。また、これらの施設への入居費用は原則として全額本人負担になりますので、国の負担は減ります。特に有料老人ホーム等では本人負担金は非常に高くなり、それが負担できない患者は行き場がなくなります。

図⑥　介護施設などの再編のイメージ

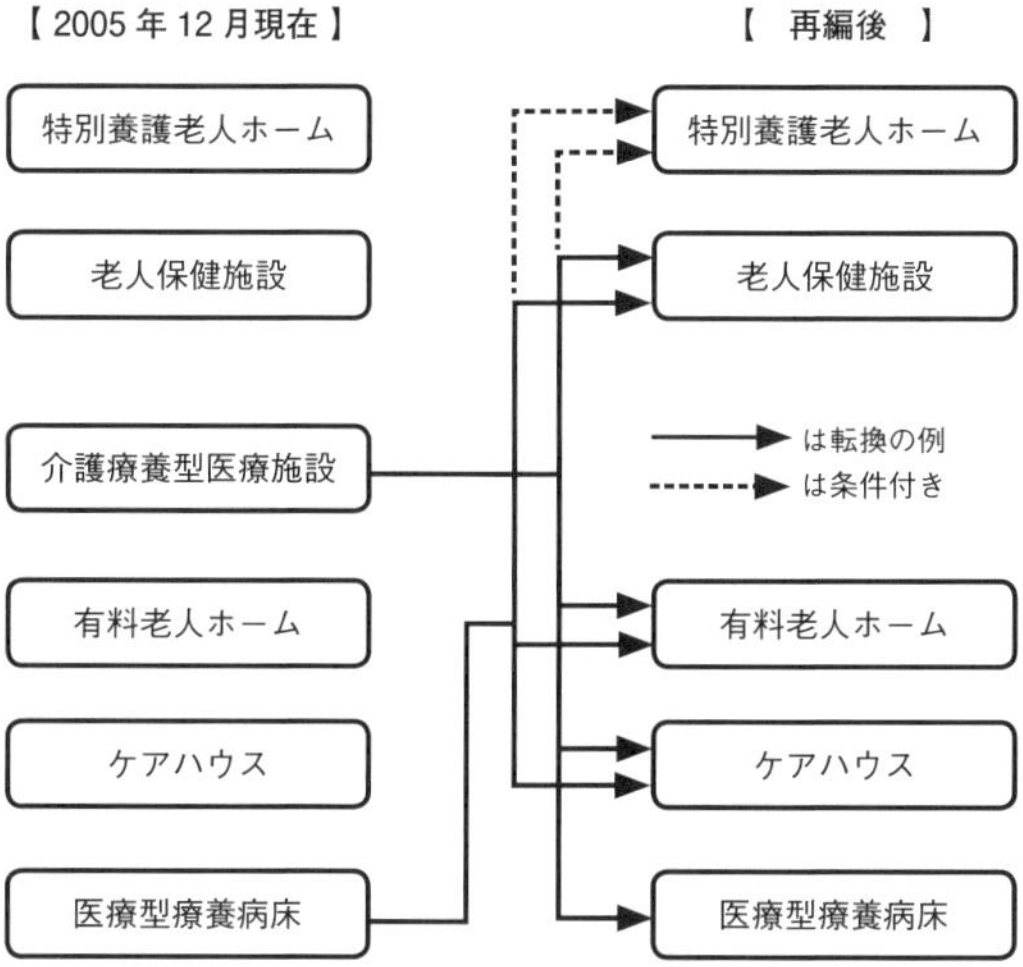

2005年12月3日付『長崎新聞』（共同通信社より配信）

08年、厚労省は各地の「療養型病床」が目論み通りには減っていない事態を勘案して、22万床は残すという方向転換を行ないました。「療養型病床」が新設されてまだ15年ですが、めまぐるしい方針変更は医療機関や患者に大きな混乱を引き起こしました。厚労省の政策の失敗のツケは国民と医療機関に転嫁されてきました。厚労省はその政策の欠陥を明らかにし、責任の所在を公表することもしていません。

要医療・要介護患者向けの総合的対策が急務

いま、厚労省などが管轄する医療保険・介護保険・福祉制度はそれぞれに類似したサービスが異なった担当窓口で行なわれていて、国民が国や自治体のサービスを受けようと思ってもどの窓口に相談したらよいかわからない状態になっています。また、ほとんどの行政サービスが申請主義の原則で行なわれていますので、受けられる行政サービスも知らないままで放置されています。

病院の現場でも、たとえば、医療保険を使っている長期入院患者を介護保険適用の施設に移そうとすると、厚労省の担当者から介護保険の財政支出が増加しすぎるから好ましくないとやんわり拒否され、結局は患者負担で国の支出がない有料老人ホームや在宅療養に移行せざるを得ないケースがあります。総合的対策を持たないお寒い医療行政が繰り返されているのです。

これからますます要医療・要介護患者向けの入院・入所施設の需要が高まります。省庁の枠を取り払って、国をあげての公的施設の整備と、国民にわかりやすいシステムの構築が求められています。

11 混合診療の全面解禁で医療詐欺が横行する社会になる!?

内藤 眞弓（「日本の医療を守る市民の会」、ファイナンシャルプランナー）

自由診療の時代

日本に住むすべての人は公的な医療保険制度に加入し、「国民皆保険制度」の下で医療サービスを受けています。１９２７年（昭和２年）の「健康保険法」施行以前、保険制度が確立されるまでは、医師と患者の間で必要な治療法や投薬が選ばれ、医者への支払いもお互いに合意すれば任意に設定されていました。時代小説の「赤ひげ」でお馴染みの、貧乏人からはお金を取らず、ときには大根が治療費になったり、逆に大店《おおだな》のお嬢さんの治療には大枚の謝礼を取ることも自由だったのです。

これが自由診療のシステムの原型で、現在では保険対象外で扱われる診療行為を「自由診療」と呼んでいます。たとえば、混合診療を原則禁じた政策の適法性をめぐって争われていた訴訟の原告が受けていた「活性化自己リンパ球移入療法」などがそれにあたります。自由診療といえども「医療法」や「医師法」の規定に従わなければなりませんが、診療内容や費用に法的制限はありません。

保険診療の特徴

一方、「国民皆保険制度」の下で行なわれる保険診療は国民から集めた保険料や公費で賄われるため、それぞれの医療行為の範囲が規定され、その価格も決められています。保険診療が公共財である以上、「最大多数の幸福と利益」という基本を逸脱するわけにはいきません。保険対象となる医療は、きびしい治験を経た上で広く効果が認められ、副作用も抑えられているものに限られます。このように「国民皆保険制度」の下で行なわれる保険診療による医療行為に関する規定は、医療の質を担保する機能が埋め込まれていると考えることができます。

混合診療の原則禁止

現在、医療の世界は「混合診療を禁止する」というルールのもとに動いています。自由診療と保険診療を合わせて行なうこと、つまり混合診療は原則として禁じられ、そのルールを担保するための約束事が、自由診療を受けると本来は保険対象となる治療や検査の部分を含めてすべて自費扱いになるというものです。

貧富の差なく、必要な医療が保険制度の下で受けられる大原則を守るなら、世界で広く普及していて効果が認められる治療法や薬剤があるなら、速やかに保険診療の対象とすべきなのです。自ら税や社会保険料を負担し、公共財である医療を支えている市民として、いずれ患者となるであろう当事者として、混合診療解禁の動きは他人事ではありません。

図⑦ 「評価療養」と「選定療養」

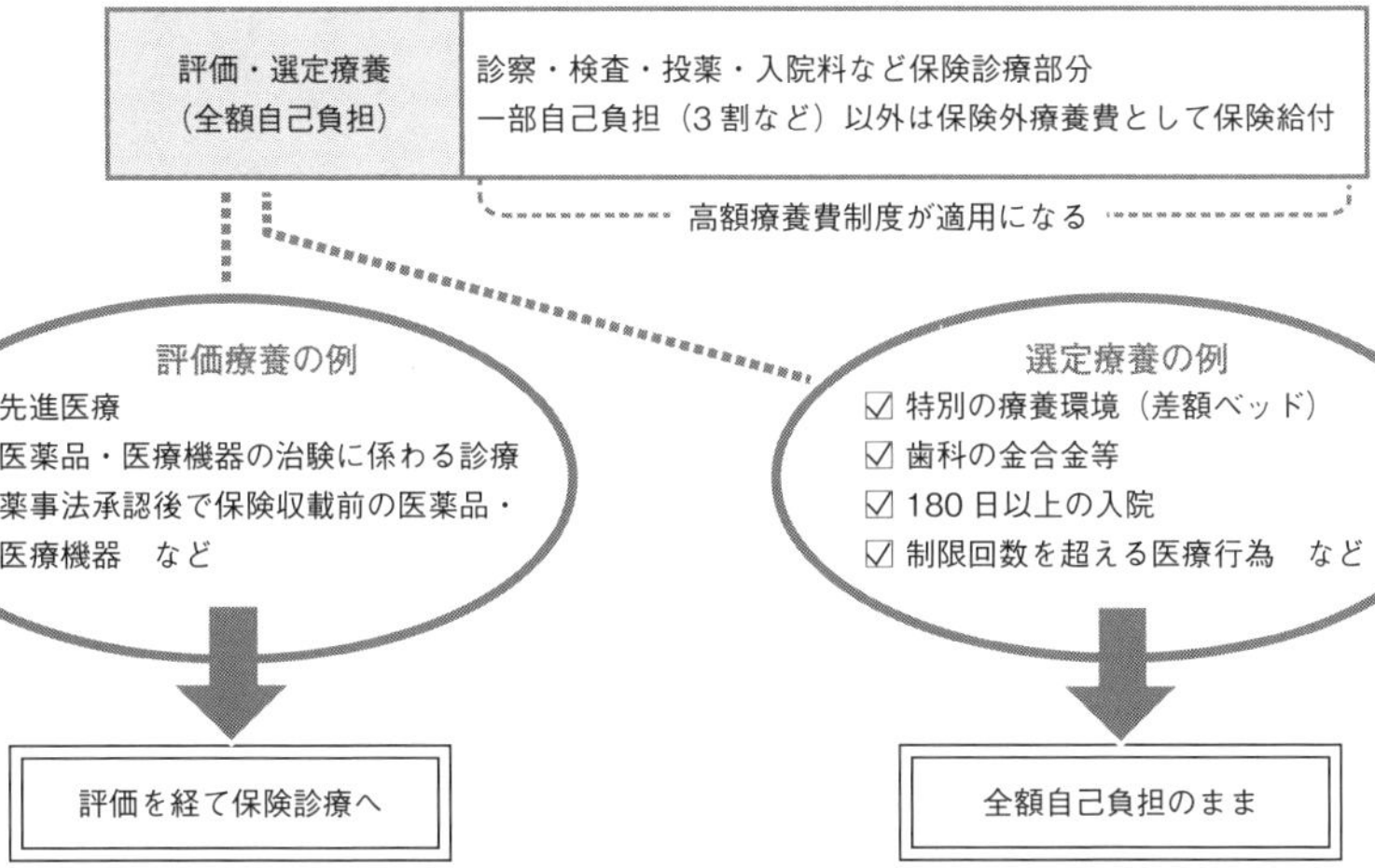

「保険外併用療養費制度」で混合診療が認められる

公的医療保険制度の枠組みの中で、部分的に混合診療が認められているのが「評価療養」と「選定療養」です（図⑦参照）。

●評価療養

高度な先進医療や未承認薬などを使用する医療行為で、厚労省に承認された病院だけが実施できます。先進医療に組み入れられた技術は、効果が確認でき、普及が見込める段階で保険診療に収載されていきます。先進医療の種類とその治療を行なえる病院については厚労省のホームページに載っています。ある時点で先進医療とされたものが、時間とともに保険診療になったり、効果が見込めず先進医療からも外されたりと常に変化していきます。先述の活性化自己リンパ球移入療法も一時は高度先進医療（当時の名称）に入っていましたが、効果が認められず外されています。

●選定療養

差額ベッド料や制限回数を超える医療行為、180日を超える入院などが「選定療養」と呼ばれるようになり、今後も保険に収載される予定のない医療行為とされています。医療費を抑制する政策が強行される中で、従来は保険診療で行なわれてきたリハビリや精神科専門療法などの、制限回数を超える部分がこの「選定療養」に組み入れられ、全額が患者負担となってきたのです。医療費抑制政策が進められると、これからも保険対象の治療から外されて、「選定療養」に組み入れられる治療が増加していくことが懸念されています。

もし、混合診療が解禁になったら

混合診療の導入を患者の立場から歓迎する見解もあります。「世界では当たり前に使われている薬を日本で使おうと思えば、保険診療で行なえる治療も全額自己負担になるので、混合診療が解禁になれば負担が軽くなる」という要求です。また、財源問題を考えると保険診療の範囲を縮小して、最新の治療は保険収載せず、自由診療のまま混合診療を行なうほうが現実的だという意見もあります。

患者の立場から混合診療が全面解禁になった場合の影響をイメージしてみましょう。

【シナリオ❶】

新しい治療法や新薬が保険診療に加えられず、さらに現在は保険診療で行なわれている治療がだんだん保険診療から外され、全額自費の対象が広がる。現在でもリハビリや高齢者の長期入院などで起こっている事態がさらに拡大していく。

【シナリオ❷】

保険診療は診療報酬が低く、医療機器や薬を提供する側としては、時間とコストを掛けて治験を行ない、保険に収載する動機付けが薄れ、保険診療の範囲は広がらない。

【シナリオ❸】

効果の見込めそうな医療は人気が高く価格が高騰し、お金のある人しか受けられなくなる。お金のある人が受ける自由診療を下支えするのは保険対象となっている薬や検査で、その費用は自由診療を受けられない人も保険料という形で負担するという社会保障の根幹にかかわる問題が発生する。

現実的なビジネス戦略としては、少数の富裕層しか受けられないほど高額な自由診療というより、中所得層以上の人が無理をすれば受けられる程度の医療費に落ち着くかもしれません。経済界には「高度医療を受けたければ家を売ってでも受けるという選択をする人もいるだろう」と、冷徹に混合診療解禁を待っている人たちがいます。

【シナリオ❹】

藁にもすがる思いの患者は、根拠の十分ではない医療に高額の費用を注ぎこむ可能性がある。仮に自由診療で副作用が発生した場合は保険診療で治療を受けることになり、保険財源からの支出が増大する。

ある大学病院の外科医は「『先端技術を駆使した治療』などと過剰な期待をし、自由診療を行なう医療機関に転院する患者さんもいますが、多額の費用をつぎ込んだ後、効果が表れずに戻ってくる人もいます」とおっしゃいます。

【シナリオ❺】

患者の知らないまま、診療という名目での実験が、患者の自己負担で行なわれる危険性がある。

日本には被験者を保護する法律が存在しません。企業が治験コストを負担することなく、根拠の乏しい実験段階の治療が、患者負担と保険財源を使って行なわれるかもしれません。

08年4月、先進医療の一部として「高度医療評価制度」がスタートしました。高度医療に認定されることを条件に、国内で未承認もしくは適応外の医薬品や医療用機器による診療を保険診療と一緒に受けられることになりました。この制度を利用すれば、費用は患者と保険財源が負担するため企業負担はありません。しかし、治験より規制が緩く、保険収載を目指すには新たに試験計画を作るなどの手間が必要です。そのため、多くの薬や機器が保険収載されず、患者が多額の費用負担を続ける可能性が懸念されています。

全面解禁という選択肢も考えてみる

医療の世界では、常に新たな技術や薬が過剰な期待で迎え入れられ、その多くが消えていくことが繰り返されます。そのたびに混合診療の是非論が取り沙汰されるのは不毛です。全面解禁も選択肢から排除する必要はないと思います。ただし、それにはいくつかの条件があります。

第1に、必要な治療は保険で行なうという「最適水準の原則」を改めて宣言すること。

第2に、診療報酬が十分採算がとれるだけの価格に引き上げられること。

保険に収載することによって利益が安定的に見込める価格設定であれば、自由診療にしておく意義が薄れます。

第3に、保険収載までのメカニズムがオープンで納得感があること。

第4に、保険制度に対する信頼を築くため治験にヒトとカネを適切にかけること。

第5に、混合診療の弊害から患者を守るため、「被験者を保護する法律」「医療の質を確保する法律」が制定されること。

第6に、「見捨てない医療」が整備されること。

新たな治療法が加わってもなお、医療の限界というものは確かに存在しますが、現状の保険診療報酬の仕組みでは、治療が効果を表わさなくなった時点で退院を促さざるを得ないのです。いわゆる「見捨てる医療」のままでは、失意の中で「保険にはない、どこかにあるに違いない素晴らしい医療」を追い求める患者は後を絶たないでしょう。

もし、重病になったときはかかりつけ医が病院への橋渡し役になり、治療方針や病状をプロとして適切に説明したり、患者が退院をして地域に戻ってきたときには、引き続き病院と連携して治療を行なうなどの仕組みがあれば、心穏やかに自分と向き合うことができるかもしれません。医師以外にさまざまなケアを行なう専門職が関わることも有効かもしれません。

これらの前提条件を考えると、現在のような低医療費政策のもとでの混合診療解禁はあまりにも危険です。「予防」「治療」「ケア」といった一連の体制が整備され、積極的な治療をしなくなっても見捨てられず、精神的なケアや苦痛を取り除く緩和ケアが施され、最後まで人間として尊重される制度が整備されれば、「混合診療解禁論」はその影を潜めるのかもしれません。

12 後期高齢者医療制度が現代の「姥捨て山」と言われるこれだけの理由

久保 佐世（京都府保険医協会事務局次長）

法律には国民の「医療費の適正化」が目的と明記

後期高齢者医療制度に関する法律は「高齢者の医療の確保に関する法律」（「高齢者医療確保法」06年成立）といい、冒頭には以下のような目的が書かれています。

「国民の高齢期における適切な医療の確保を図るため、医療費の適正化を推進するための計画の作成及び保険者による健康診査等の実施に関する措置を講ずるとともに、高齢者の医療について、国民の協同連帯の理念等に基づき、前期高齢者に係る保険者間の費用負担の調整、後期高齢者に対する適切な医療の給付等を行なうために必要な制度を設け、もって国民保健の向上及び高齢者の福祉の増進を図ることを目的とする。」

一度読んだだけでは何を言いたいのかよくわからない、とても長い一文ですが、ようするに「高齢期に適切な医療を確保」するために「医療費の適正化を推進するための計画の作成」をして、「後期高齢者に対する適切な医療の給付等を行なう」ことを目的にする制度だと説明しています。

この目的を達成する方策の一つが「医療費適正化計画」といわれるもので、医療費の多くを占める入院と生活習慣病の患者予備群を減らすために数値目標を明示した計画です。08年度からすべての都道府県でスタートしていますが、「医療費適正化計画」によって医療費削減を達成するために、2つの「裏技」が考えられました。

その❶「療養病床削減」

入院患者の平均在院日数を減らす際、一番のターゲットになるのは、高齢者を中心とする長期入院患者です。そのために国が出したのが、「療養型病床」の削減計画でした。全国に38万床あった病床を、医療保険型（費用は医療保険から出る）については4割（15万床にする）、介護保険型（費用は介護保険から出る）については全病床を廃止せよというものでした。「療養型病床」は、老人保健施設やケアハウスなどのように医療的なケアが薄い分、介護保険から支払われる費用が節約できる居宅型の施設に転換せよとされたのです。これによって医療費だけではなく、介護保険からの支払いも削減しようと考えたのです。

その❷メタボ国民を退治する「特定健診」

もう一つ、生活習慣病の患者予備群を減らすために「特定健診」が義務づけられました。患者予備群を減らしていけば、医療費が削減できると考えたからです。ご存知のようにこの健診は「メタボ健診」と呼ばれていますが、内臓脂肪型肥満と生活習慣病との間に相関関係があるという説（「メタボリック・シンドローム」105ページ参照）に基づく健診だからです。

これまで高齢者を対象にした市民健診は「老人保健法」に基づいて行なわれていましたが、この「メタボ健診」では40歳以上74歳以下の人が健診を受け、そこで生活習慣病予備群と判定されたときには、食事や睡眠、運動などについて指導を受け、医者にかからないような生活に改善させるという仕組みになっています。その一方で、医療保険の保険者の努力不足や不熱心などで「健診受診実施率」が悪かったり、5年後にチェックされる生活習慣病予防の成果が上がらなかったと判定されると、財政的なペナルティーを課される仕組みになっているのです。

「後期高齢者医療制度」は75歳以上の高齢者のための医療制度であるにもかかわらず、「メタボ健診」は75歳以上の高齢者には義務づけられていません。将来の生活習慣病患者を洗い出すための健診だから、後期高齢者には保健指導や健診は必要ないという発想なのでしょう。これに対して高齢者が強く反発した結果、厚労省はあわてて実施を勧めるように方針を転換して、現在は「後期高齢者医療広域連合」が傘下の自治体の協力を得てその保険財源から健診を行なっています。

後期高齢者医療制度の問題点

では、肝心の75歳以上の人たちの命を守る医療制度として見たとき、後期高齢者医療制度にはどのような問題があるのでしょうか。実は「高齢者医療確保法」は、74歳以下の国民まで巻き込みながら、都道府県を相互に競い合わせ、どんどん医療費を「適正化=削減」するというすさまじい法律なのです。

問題点❶ 病気になる確率の高い高齢者をひとまとめにしている

高齢者が若い世代より病気になる確率が高いのは当然のことで、公費と現役世代からの費用投入が必要なことは論をまたないことです。現役世代がその費用を分担しないというのであれば、高齢者の医療の中身を抑制することで医療費を削減するしかありません。

問題点❷ 保険料の免除を認めていない

低所得者を含めた全員が保険料を負担する制度にもかかわらず、保険料免除の規定がないので、「保険料滞納者」が出る可能性があります。そのため、保険証を取り上げる仕組み（「資格証明書」の発行）が設けられ、実質的に医療を受けられない高齢者が出ることを是認する制度になっています。

問題点❸ 年金から保険料を天引き

滞納や取り漏れをなくすため保険料の年金天引きが導入されました。その結果、少ない年金をやりくりする高齢者の暮らしはさらに苦しくなりました。

問題点❹ 低所得者にも応益負担を強いる

保険料について、所得に応じた応能負担（所得割）以外に、税負担の対象にならない低い所得の人にも応益負担（頭割り・均等割）を強いる仕組みになっています。税や保険料は負担能力に応じたものとすべきです。また、社会保障からの給付を「個人的に受けた利益」と見なす応益負担の考え方は、利益を受けた人と受けない人、あるいは費用を負担できる人とできない人といった無用の対立を社会の中に持ち込むことになります。

問題点❺「後期高齢者医療広域連合」に無理を押しつけ、責任も取らせる

この制度の運営を任された「後期高齢者医療広域連合」は、各都道府県内の市町村がすべて加盟して作られた新しいタイプの「自治体」です。国は広域連合に対し厳しい実施目標を押しつけ、一方では、「地方への分権」を隠れ蓑に、すべての責任を「自治体」である広域連合に押しつけています。

自分たちの意思で医療費を制限せざるをえなくなる仕組み

「後期高齢者医療制度」の最大の問題点であり、導入の狙いでもありますが、この制度には自分たちの使う医療費を高齢者自らが制限せざるを得なくなるシステムが組み込まれています。後期高齢者医療制度が「姥捨て山」になってしまう根本の理由が、ここにあります。

後期高齢者の医療保険財源は、窓口負担分を除いた1割を75歳以上の高齢者が負担し、4割を74歳以下で負担、残りの5割を国と自治体で負担することになっています。つまり、後期高齢者が使える医療費は、彼らが負担する保険料総額の10倍までと、自動的に決まっているのです。高齢者が保険料をたくさん負担すればその分医療費の総額が増えてもっと良い医療を受けられるようになりますが、これ以上の保険料値上げはごめんだと保険料の負担を渋ると、結局は自分たちが使える医療費が少なくなるという仕組みなのです。反対に、良い医療を求める限り、自動的に保険料に跳ね返るので、保険料の引き上げを認めざるを得ないのです。実際、介護保険には、すでにこの仕組みが導入されていて、保険料を値上げしないように、給付を抑えるために市町村は四苦八苦しています。

この間、後期高齢者の医療費の抑制のために、「終末期医療の抑制」「主治医制」（日常的に受診する医者を一人に制限）、「包括制」（支払われる医療費が月当たりいくらと制限）などが診療報酬に一部導入され、さらに2010年4月からは、75歳以上だけに適用する項目は、廃止または全年齢への拡大という形での見直しが行なわれました。しかし、これらの医療費抑制策に国民の不安と反発が大きく、それらの一部は実施が凍結されていますが、それでもまだ「高齢者医療確保法」「後期高齢者医療制度」は廃止されてはいません。

「医療費の適正化」（内実は削減）を目標にした医療制度改革が続く限り、75歳以上の高齢者だけではなく、すべての国民にその考え方が及ぶ可能性があります。事実「高齢者医療確保法」は、すべての国民の医療費を適正化するための法律として作られています。その意味でこの法律は、若い人も含めた国民みんなの力でどうしても廃止させなければなりません。

13 厚労省の「リハビリ日数制限」は、一番弱い障害者に『死ね』といわんばかりの制度だ

澤田石 順（鶴巻温泉病院医師）

脳卒中とリハビリ

脳卒中になると、半身不随で歩行不能、ムセるため口から食べられない、痰がからんでも吐き出せなくなり、喉に穴を開ける手術が必要になるなど、人によりますが、その日を境にしてさまざまな障害に苦しむことになります。

脳卒中の後遺症で苦しむ患者さんの症状はリハビリによって多かれ少なかれ改善しますが、リハビリにも限界があり、誰もが歩けるようにはならないし、口から食べる能力が完全回復しないこともあり、ときには喉の穴を塞げない状態のままで生活を余儀なくされるケースもあります。しかし、リハビリで生活機能が維持改善されるケースもたくさんあり、また、リハビリの目的は患者さんの生活機能の向上だけではなく、人生の再創造や社会復帰を援助するという重要な使命も持っているのです。

リハビリの日数が制限されたら

厚労省が「高血圧やがんになったのは自己責任だ。医療保険による治療は一年以内で打ち切るので、以後は全額自費でやりなさい」と公言したら、国民こぞって猛反対するに違いなく、そんなことが実現するとは考えられません。そもそも病気の治療を日数で制限する発想など、医療に従事する者はもとより、一般市民にとっても想定外のことでしょう。

しかし、リハビリ医療には、この非常識が「常識」として押しつけられています。厚労省は06年度に診療報酬を改定して、「リハビリは最長180日まで保険で治療できるが、以降は自費負担」というトンデモない政策を決定、開始したのです。医師が「良くなる見込みあり」と認めた場合のみ適用外とされましたが、「リハビリを中止すると生活機能が低下する」「機能維持のために継続が必要」と医師が認めた場合でも、保険適用外、つまり「以後は全額自費でやりなさい」とされたのです。

事前にそのことを知らされたリハビリ医療専門家の誰一人として賛成することはありませんでした。また、厚労省は、日数制限によって直接の被害を受ける患者さんに事前に了解を求める手続きもまったくしませんでした。

厚労省が「リハビリ日数制限」を導入した根拠は、「高齢者リハビリテーション研究会の報告書で、長期にわたって効果が明らかでないリハビリテーションが行なわれている」と指摘があったというものでしたが、後日（06年11月28日）、国会で福島みずほ衆議院議員が厚労省の水田邦雄保険局長を追及したところ、「議事録にはそのような記載がない」「研究会の会議でそのような指摘はなかった」ことをしぶしぶ認めました。

多田富雄名誉教授の投書

「リハビリ日数制限」が新年度から始まることが突然明らかになった06年3月末以降、反対の声が全国でわき上がりました。とくに多田富雄東京大学名誉教授（自身も脳梗塞による障害者）が朝日新聞に寄稿した「リハビリ中止は死の宣告」（06年4月8日）は大きな反響を呼びました。「今回の改定によって、何人の患者が社会から脱落し、尊厳を失い、命を落とすことになるか。そして、一番弱い障害者に『死ね』といわんばかりの制度をつくる国が、どうして『福祉国家』と言えるのであろうか」という当事者としての痛切な、そして痛烈な批判でした。

しかし、世論の猛反発を受けた厚労省は撤回することなく、3月末で打ち切りの患者に限り、9月末まで継続できると、お得意の「激変緩和策」で誤魔化そうとしました。多田名誉教授や兵庫医科大学の道免《どうめん》和久教授（リハ医学）らが中心となって反対署名を呼びかけ、1カ月余りの間に44万筆の署名を集め、6月30日に厚労省に提出しました。この批判を受けてもなお、厚労省の原徳壽《のりひさ》医療課長は朝日新聞に寄稿して、「日数制限後は介護保険でリハビリができるので問題はない」と堂々と虚言を弄しました。

06年9月末、ついに全国一斉に「リハビリ打ち切り」が実施されてしまいました。厚労省は11月の1カ月について「実態調査」を実施しましたが、9月末に一斉に打ち切られた患者は調査対象から除外されたばかりか、11月に打ち切られた患者がその後どうなったかという肝心要の追跡問題も調査項目から除外されていました。

この「実態調査報告書」は後日公開されましたが、読む価値があるのは膨大な数に上る自由記載の意見で、そこには反対の声が満ち満ちていました。「リハビリ日数制限」による被害者の数は、全国の保険医協会などの調査を総合すると推定20万人と言われています。

07年の参議院選挙直前、日本障害者協議会が各政党にリハビリ日数制限について見解を求めたところ、民主、共産、社民、国民新の各党は、いずれも「反対」を表明、自民と公明は「なんともいえない」と回答を寄せていました。

リハビリ医療への「質の評価」（成果主義診療報酬）

この「リハビリ日数制限」の実施に加え、08年度からリハビリ医療への「質の評価」（成果主義診療報酬）が導入されました。ごく簡単に言えば、リハビリ医療によってどれだけ多くの患者を自宅等（有料老人ホームなど"安上がり"のところ）に帰したかで評価するというものです。

リハビリをした患者のその後は、主に次の4つの因子で決まります。

❶リハビリの結果、どこまで回復したか
❷家族の介護力があるか
❸世帯の経済力があるか
❹継続して必要な医療行為の内容は何か

このように退院した後に自宅に戻れるか否かは、リハビリの「結果」（到達点）だけでは決まらないのです。リハビリ医療の「質」を「自宅退院率」という「結果」で「評価」することは決してできないのです。

❷から❹の条件を無視したとしても、重症患者ほど到達点は低くなりますから、重症者が多い「リハビリ病棟」では「自宅退院率」が低くなるのは当然で、「自宅退院率」という一律のものさしで、「質の評価」をすることはできないのです。

しかし、厚労省はリハビリ専門家の反対を無視して、08年度から回復期リハビリ病棟に「質の評価」制度を導入し、「自宅『等』退院率」が6割未満だと1日当たりの入院料を原則950円減額する」という「罰則」を押しつけたのです。この「罰則」は100床の病院なら年間約3400万円以上の減収になるほど高額なのです。

ちなみに、自宅「等」の中には、自宅と有料老人ホーム、3年も待たないと入所できない特別養護老人ホームが含まれます。重症患者が多かったり、有料老人ホームに入れるお金持ちの入院患者が少ない病院では、「自宅退院率6割」の達成はとても困難です。それに加えて、08年度からリハビリ1単位（20分）当たりの診療報酬も一律に減額され、「自宅等退院率」6割のハードルは全国の回復期リハビリ病棟にとってさらに深刻な意味を持つことになりました。

日本リハビリテーション医学会の調査では、回復期リハビリ病棟勤務のリハビリ専門医の2割が「患者選別をしている」と回答しており、「重症患者のリハビリ入院が拒否されるのではないか」という懸念されていた事態が現実になっています。それでも、厚労省は「患者選別は起きてない」と幾度も虚言を繰り返しています。

実際、全国の回復期リハビリ病棟の2、3割は、「自宅等退院率」6割の数値目標を達成できませんでした。私が勤務している回復期リハビリ病棟は、重症者（たとえば、気管切開や四肢麻痺の患者）を選択排除する方針を採用していないため、重症者の割合が6割を超えていました。厚労省の「質の評価」制度が導入されて以降、他のリハビリ病院が重症患者を厳しく制限するようになったためか、私の病院の重症患者の割合が7割近くに上昇し、遠方の患者が多くなっています。ちなみに、遠方からの患者は07年度は19％、08年度は29％です。

救急病院で脳卒中の診療に携わる医師などに尋ねたところ、一様に重症患者のリハビリは以前よりも困難になっている印象を受けると話していました。

リハビリ棄民政策の即時中止を

私は08年1月、厚労省の「リハビリ棄民政策」を中止させるため、ホームページ（http://homepage1.nifty.com/jsawa/medical/）を立ちあげ、反対活動を開始しました。そしてこの年の3月に「リハビリ日数制限差し止め」、4月に「『質の評価』制度差し止め」の行政訴訟を起こしました。2つとも「リハビリ医療の制限」は法律違反なので中止を求めるという行政訴訟でした。

09年の6月までに最高裁判所は「医師には訴訟する資格がない」「診療報酬の告示は行政行為でない」との理屈で上告受理申立を不受理、門前払いにしましたが（詳細はホームページを参照してください）、この訴訟が一つの契機になって、新聞、テレビ、週刊誌などで「リハビリ医療の制限」の問題が報道され、患者さんの苦境が知られるようになりました。「リハビリ棄民政策」のごとき蛮行が跳梁《ちょうりょう》しないように、「治療の日数制限」と「治療結果による診療報酬削減」を法律で禁止（「健康保険法」の改正が必要）すること、行政裁判の評決は市民から選ばれた陪審員が実施する制度を盛り込んだ法改正をすることも必要だと考えています。

なお、09年11月10日に厚労省による「リハビリの成果主義診療報酬」の検証結果が中医協に報告されました。「重症患者の選別が起きていないか否か」を調査することになっていましたが、（予想通りに）まったく「検証」になっていません。制度の前後での比較をしなかったからです。救急病院の医師らに「重症患者がリハビリ病院に入院しにくくなったか」・「自宅等退院率達成のために重症患者の選別をしているか」との質問をしなかったのです。民主党はリハビリ日数制度反対を07年に表明しておりましたが、方針が変わったのか、忘れてしまったのか。政治主導で見捨てられた患者さんの権利を回復することを望みます。

14 国民皆保険なのに無保険者が34万世帯も存在するのはなぜか?

高橋 太（神奈川県保険医協会事務局次長）

優れた皆保険制度

日本では、「いつでも、どこでも、誰でも」保険証1枚で医療機関を受診できます。私たちにとって、この当たり前のことが、諸外国では事情が違います。イギリスなど欧州諸国は「登録医制度」のため、医療機関を自分で自由には選べません。病院へかかるときには登録医からの紹介がないと受診できず、イギリスでは常に入院待ちの人が100万人います。医療先進国と考えられている米国では、医療保険に入っていない無保険者が4500万人に上り、彼らは医療そのものを受けることができません。また、日本では当たり前の超音波診断装置やCTなどの検査も、欧米では費用が高く、設置数も少ないため、そう簡単に検査を受けることができません。

日本は「国民皆保険」に基づく医療制度によって、WHO（世界保健機関）が認める世界一の健康達成度を成し遂げてきました。しかも、国の経済力（GDP）で比較した医療費水準はOECD加盟30カ国中の21位（OECDヘルスデータ2009）と日本はきわめて低いのです。つまり、日本の医療制度は安くて質がよく、とても効率的なのです。

保険証を取り上げられると

しかし、いま、この「いつでも、どこでも、誰でも」があやうくなっています。昨今、マスコミでも報道されていますが、保険料が払えないために国民健康保険の「被保険者証」（保険証）を持っていない世帯が34万世帯も発生しているのです。これは法律の規定によって、保険料を1年間滞納すると保険証に替えて「被保険者資格証明書」（資格証）という10割負担の証明書が発行されることになっているためです。

いま、医療保険の窓口負担は就学前の子どもは2割、70歳以上は1割（一部の世帯は3割）ですが、それ以外のほとんどの国民は3割負担です。10割負担というのはかかった医療費を全額窓口で支払わなければならないので、事実上、受診することができません。事実、「国民健康保険団体連合会」（国保連合会）の統計データからも「資格証」世帯の受診率は、保険証のある世帯の2％に満たない（53分の1）ことが明らかになっています（全国保険医団体連合会調べ）。

つまり、「資格証」は無保険と同じです。たしかに、「資格証」を持っている人が医療費の全額を窓口で支払い、後日、その領収書を保険者である市町村に提出すると、本来、保険が利く7割分が「療養費」として償還されることになっていますが、実際は滞納保険料に充てられてしまって、本人にお金は戻りません。この「資格証」世帯は、不況、格差社会の深化の下、急増しています。

この資格証問題は、一般的に「保険料を払わないのだから保険証がもらえないのは当然」と思われています。しかし、問題は経済余力がないために保険料が払えない、生活水準からいって保険料が高すぎるということで、国民健康保険がもともと持っている構造的仕組み（自営業者や無職者、高齢者という、お金がなく病気がちな加入者で構成）と、日本の経済状況の悪化による、低賃金、非正規雇用、派遣、リストラ、倒産で、国保の加入者が雪だるま式に増えていって、国保の財政状況が悪化していく悪循環にあります。「医療格差」は保険料滞納に原因があるのではなく、保険料免除などの措置をとらない国の姿勢に問題があります。

3大医療保険の格差の実態

日本の医療保険は、主に次の3つになります。

●大企業の従業員が加入する「組合健康保険」（組合健保）

●中小企業の従業員が加入する「協会けんぽ」（旧・政府管掌健康保険）

●それ以外の自営業者などが加入する「市町村国民健康保険」（国保）

前の二つは職場を通じて加入する職場を基礎としたグループなので「職域保険」、後者は居住地を通じて加入する居住地を基礎としたグループなので「地域保険」と性格上、大別されます。

この他に08年度に発足した75歳以上の高齢者を独立グループとする県単位の「後期高齢者医療制度」や、教職員や公務員の「共済組合」や「船員保険」などもあります。

これらの医療保険は、保険料・国庫負担・窓口負担（患者負担）の3つの財源で運営されていますが、その構成割合は医療保険の種類によって異なります。

保険料のウエイトが高いのが「職域保険」で、国庫負担のウエイトが高いのが「地域保険」です。「職域保険」は事業主の保険料負担が50％ないしはそれ以上ありますが、地域保険の「国保」では保険料の事業主負担は存在しません。そのため、国庫から多くのお金が投入されています。

また、加入者の状況も各医療保険で異なります。「後期高齢者医療制度」の発足によって、各保険の加入者の数値はやや厳密さを欠きますが、「国保」が4738万人（平均年齢55・2歳）、「協会けんぽ」が3594万人（37・4歳）、「組合健保」が3041万人（35・0歳）となっています。（07年3月速報値）。

3つの医療保険の平均年齢を見ると、「国保」は「組合健保」と比べると20歳以上高く、65歳以上の高齢者が44・9％を占めています。つまり国保はほかの医療保険に比べ、病気になりやすい高齢者が多く、医療費がよりかかるグループということになります。実際1人当たり診療費を比較すると「国保」が17・4万円、「協会けんぽ」が11・7万円、「組合健保」が10・1万円と医療費が嵩《かさ》んでいます。

しかも、国保は無職者が4割を占めており、1世帯当たりの平均所得が年間131万円（協会けんぽ229万円、組合健保370万円）と所得が一番低いグループです。1世帯当たりの保険料は、「国保」が15・5万円（「協会けんぽ」17・0万円、「組合健保」18・7万円）と額は一見低いのですが、所得に占めるウエイトは、11・8％（「協会けんぽ」7・4％、「組合健保」5・0％）と、協会けんぽ1・6倍、組合健保の2・3倍ととても過重になっているのです。経済余力がなければ、保険料も収められないのです。

当初、事業主負担のない「国保」には医療費総額の45％の国庫負担金が投入されていたのですが、84年に38・5％に削減されました。現在の医療費規模で換算すると6000億円に相当する金額を加入者の保険料で負担せざるを得なくなり、「国保」の財政が悪化しました。このように「国保」の財政構造は、加入者が支払う保険料が大きな比重を占めますから、高齢化に伴う医療費の増加と保険料収入の減少が同時に起こる悪循環に陥り、いま全国の市町村国保の7割は赤字となっています。

保険証を取り上げても保険料の徴収率が上がっていない

本来、1961年に発足した「国民皆保険」という制度は、個々のリスクを分散する「保険」（拠出金による事故への給付）というシステムを用いることで、公的に国民の医療保障をするものです。全員加入の強制保険とすることで、最適で必要な医療保障を法律で約束しており、そのため経済的状況に対応した保険料の減額や免除の措置を設けて全員が加入できるようにしています。

たとえば、現在、免除の水準は年間所得28万円です。しかし、この免除や減額の水準が現在の社会の実態に合っていないために保険料の滞納が生じているのです（表②参照）。

86年、政府は「被保険者資格証明書」（資格証）の発行を市町村の裁量で出来るようにし、00年には保険料滞納者への資格証発行の義務化に踏み切りました。保険料徴収の問題と、病気の際に受診する権利（療養権）の問題をリンクさせペナルティーをかけたのです。

資格証明書の問題を考える上では、これがポイントです。保険料を確信犯的に払わないのではなく、家計の状況で余力がないから滞納が発生している世帯に対し、受診をさせない意地悪をすること自体がおかしいのです。なぜなら民間の保険原理に純化した契約による商品ではないからです。皆保険がよってたつ根拠は憲法の25条であり、そこで療養権を保障しているからです。本来は制度のあり方を変える責務が国にある（25条第2項）のです。受療権の剥奪となる資格証明書の発行と保険料滞納の解消に相関関係はありません。資格証を発行しても保険料の徴収率は上がっていないのです。

行政は、保険料が払えない国民から保険証を取り上げるという懲罰的な対応ではなく、そもそも日本国憲法の生存権保障（25条）に基づいて作られた「健康保険法」の本旨に立ち返り、国民に等しく療養権を保障すべきな

表② 都道府県別保険料滞納世帯数

（平成20年6月1日現在）

		全世帯数	滞納世帯数	割合	資格証明書 交付世帯数	割合	短期被保険者証 交付世帯数	割合
		A	B	B/A	C	C/A	D	D/A
		（世帯）	（世帯）	（%）	（世帯）	（%）	（世帯）	（%）
1	北海道	893,389	177,002	19.8	16,832	1.9	71,892	8.0
2	青森県	259,615	56,386	21.7	4,528	1.7	15,360	5.9
3	岩手県	234,669	34,136	14.5	1,641	0.7	14,809	6.3
4	宮城県	349,952	99,459	28.4	4,148	1.2	19,193	5.5
5	秋田県	179,900	34,479	19.2	2,166	1.2	9,933	5.5
6	山形県	171,020	31,617	18.5	1,108	0.6	7,686	4.5
7	福島県	307,346	69,681	22.7	5,509	1.8	13,028	4.2
8	茨城県	476,949	105,992	22.2	8,172	1.7	42,014	8.8
9	栃木県	322,287	77,913	24.2	13,124	4.1	18,621	5.8
10	群馬県	300,233	57,364	17.4	11,019	3.3	18,585	5.6
11	埼玉県	1,153,233	258,559	22.4	3,875	0.3	38,441	3.3
12	千葉県	1,024,475	248,938	24.3	27,277	2.7	86,973	8.5
13	東京都	3,384,819	641,694	19.0	28,888	0.9	134,547	4.0
14	神奈川県	1,419,305	315,057	22.2	40,980	2.9	78,389	5.5
15	新潟県	364,379	53,525	14.7	3,285	0.9	11,433	3.1
16	富山県	146,810	18,029	12.3	2,658	1.8	4,774	3.3
17	石川県	165,291	29,104	17.6	1,056	0.6	8,783	5.3
18	福井県	108,225	16,964	15.7	2,885	2.7	5,260	4.9
19	山梨県	142,179	31,704	22.3	1,338	0.9	14,872	10.5
20	長野県	372,516	55,390	14.9	466	0.1	12,957	3.5
21	岐阜県	330,811	58,633	17.7	7,191	2.2	16,739	5.1
22	静岡県	599,402	150,572	25.1	8,098	1.4	29,768	5.0
23	愛知県	1,071,318	232,110	21.7	3,072	0.3	55,909	5.2
24	三重県	278,526	62,467	22.4	9,324	3.3	9,339	3.4
25	滋賀県	183,640	31,009	16.9	1,702	0.9	10,770	5.9
26	京都府	413,169	91,483	22.1	5,020	0.2	25,187	6.1
27	大阪府	1,561,970	445,916	28.5	28,189	0.8	93,859	6.0
28	兵庫県	874,593	179,520	20.5	10,097	0.2	44,572	5.1
29	奈良県	211,876	44,170	20.8	1,723	0.8	11,755	5.5
30	和歌山県	183,536	38,073	20.7	4,932	2.7	10,394	5.7
31	鳥取県	93,992	16,313	17.4	1,457	1.6	8,295	8.8
32	島根県	105,560	11,657	11.0	1,581	1.5	3,712	3.5
33	岡山県	293,386	66,498	22.7	3,938	1.3	10,660	3.6
34	広島県	435,875	86,119	19.8	5,879	1.3	28,386	6.5
35	山口県	235,168	36,394	15.5	6,113	2.6	9,578	4.1
36	徳島県	112,228	19,427	17.3	1,637	1.5	7,056	6.3
37	香川県	147,174	20,998	14.3	2,982	2.0	8,490	5.8
38	愛媛県	238,043	36,747	15.4	4,326	1.8	12,702	5.3
39	高知県	136,214	18,197	13.4	3,619	2.7	11,247	8.3
40	福岡県	770,936	142,769	18.5	24,978	3.2	67,921	8.8
41	佐賀県	128,141	23,707	18.5	1,974	1.5	7,384	5.8
42	長崎県	254,273	50,555	19.9	2,752	1.1	23,548	9.3
43	熊本県	306,667	67,338	22.0	2,869	0.9	31,983	10.4
44	大分県	186,928	37,154	19.9	4,871	2.6	13,404	7.2
45	宮崎県	202,916	50,870	25.1	3,762	1.9	14,414	7.1
46	鹿児島県	294,192	49,238	16.7	5,477	1.9	20,579	7.0
47	沖縄県	260,711	49,528	19.0	332	0.1	26,608	10.2
	合計	21,717,837	4,530,455	20.9	338,850	1.6	1,241,809	5.7

（出所）厚生労働省保険局国民健康保険課調べ

（注1）全世帯数、滞納世帯数、資格証明書交付世帯数及び短期被保険者証交付世帯数は隔年6月1日現在である。
（注2）数値はいずれも速報値である。
（注3）平成19年以降の滞納世帯数は6月1日現在で国民健康保険の資格を有する世帯とすることを明確化したところであり、18年までとの比較には注意を要する。

のです。

「資格証」の発行は行政手続法に則り、「保険証」の返還を前提にしています。つまり市町村は全員に「保険証」を交付し、その返還手続きを踏んで「資格証」を発行することが原則です。ただ「保険証」の更新時期（多くは2年に1回）に保険料滞納世帯から「保険証の返還があったものとみなすことができる」という規定があるために、滞納世帯には「保険証」が更新交付されずにこれほど多くの「資格証」が発行されているのです。しかし、この規定を活用せずに「保険証」が返還されたとは「みなさない」で、更新時期に「保険証」を交付し原則どおり対応している、さいたま市のような例もあります。そのためさいたま市では「資格証」の発行が非常に少ないのです。また、滞納世帯であっても〝生活保護水準の1・5倍の収入水準〟など、生活困窮を理由とした免除の水準を独自に設けて、市町村長の裁量で「資格証」を発行しない規定を設けている自治体もあります。

09年4月、保険料滞納世帯であっても中学生までの子どもには分離して6カ月間有効の「短期保険証」を交付（手続きによって更新）する法律改正が行なわれました。これは「保険証」の取り上げ、「資格証」の発行の実態が社会問題化し、国が子どもの成長と療養権の保障を求める世論に押されたものです。

無保険を解消して、国民すべてが「皆保険制度」で保障された医療保障を受けられるようにするためには、脆弱な財政構造にある「国保」への思い切った国庫負担が必要なのです。

15 医師が始めた窓口負担をゼロにする運動

高橋 太（神奈川県保険医協会事務局次長）

保険証を持っていても医療が遠い

保険証のある世帯でも医療機関を受診するのは容易ではありません。窓口負担の３割が家計状況とも相まって非常に重くなってきています。受診時に窓口でお金を払うのが当たり前と私たち日本人は考えがちですが、諸外国では、窓口負担は原則ゼロなのです。イギリス、ドイツ、フランス、デンマーク、オランダ、スペイン、イタリア、カナダ、オーストラリアでは受診時の負担はゼロ、あっても微々たる金額です。話題となった映画『シッコ』（マイケル・ムーア監督、07年）は、その現実をカナダ、イギリス、フランス、キューバなどに取材してスクリーンに描きました。保険というのは「もしも」の際の備えです。そのために保険料を支払っていますから、当然、事故（病気）が起こった時の負担はゼロでなければなりません。民間の医療保険では受診時の負担などはありません。日本の公的医療保険の受診時の窓口負担というのは、先進国の常識からは外れているのです。

民間のシンクタンク「日本医療政策機構」が行なった07年の調査で、過去１年間に費用がかかるという理由で受診を控えた経験が「ある」という人が日本では26％いました。これは、イギリス３％、カナダ５％と比べ群を抜いており、無保険者が4500万人いるアメリカの24%よりも高いという異常な水準です。このデータを所得階層別に見ると、高所得・高資産層が16%、中間層25%、低所得・低資産層40%と、経済力の弱い人ほど受診控えが生じていることが明らかになっています。また、窓口での未払いも問題になっており、全国の病院で年間400億円もの未収金が発生しています。07年には受診もままならず基礎疾患をもった高齢者の孤独死が川崎市で連続5件起きるなどの痛ましい状況も出ています。厚生労働省の患者調査(平成20年)では3年前に比べて1日あたり外来患者が22万人、入院患者が7万人と極端に減少しています。

患者の負担が高まる

日本の皆保険制度は1961年に健康保険の本人10割給付(本人負担0割)、家族は5割給付から、国民健康保険は5割給付からスタートしました。当時、「3000万人の無保険者に医療保険を」というスローガンがうたわれ、63年には国民健康保険世帯主が7割、68年にはその家族が7割、73年に、健康保険の家族が7割、同年老人医療無料化へと、給付内容が充実していきました。

しかし、この流れは「臨調行革路線」による「健保法」の改定(84年)で健保本人1割負担が導入されて一転します。その後、「構造改革」路線によって97年には健保2割負担、03年には健保・国保が入院・通院ともにすべて3割負担となり、06年10月から老人の一定部分も3割負担となったのです。実に、医療「改革」で国民の85%が3割負担となってしまいました。

日本の医療制度は憲法の生存権保障(25条)に基づき、生存に必要なものを保障することが原則であるため、お金の給付ではなく治療や薬そのものを給付する「現物給付」という制度となっています。だからこそ、当初、健保本人は０割負担だったのです。

医療機関の経営体力が年々弱ってきている

いま医療崩壊が社会的にクローズアップされ、救急医療の疲弊、小児科・産科の医師不足と地域空白、地方の病院の閉院などが多くの知るところとなりました。

図⑧　国民医療費の財源構成（2007年）

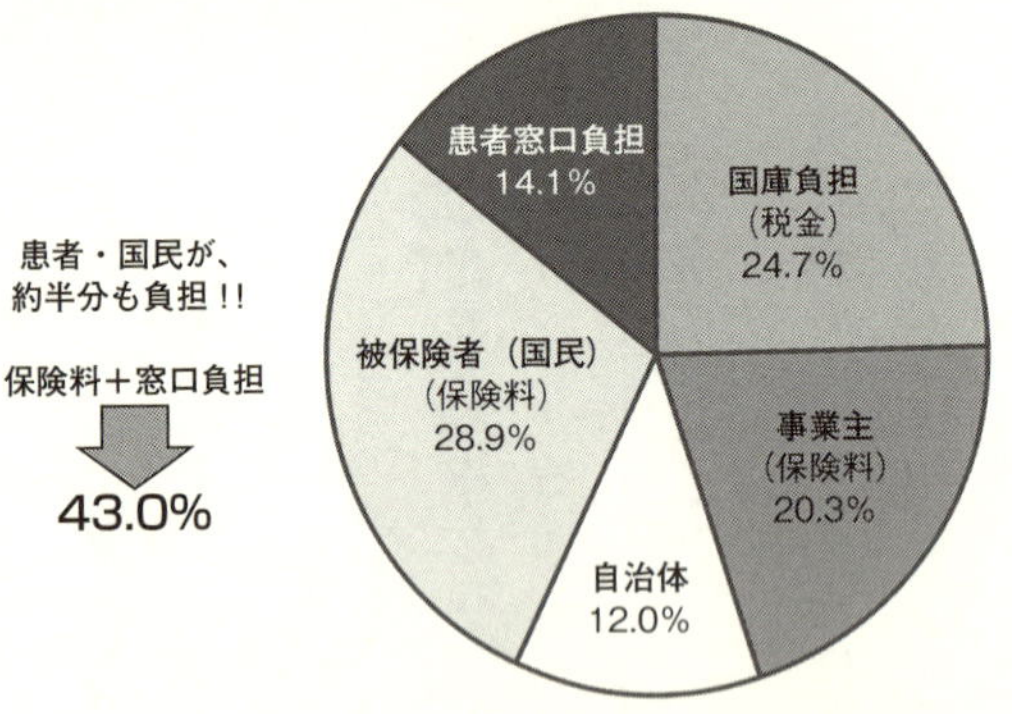

出所：厚労省「国民医療費の概況」

この原因の一つは国際比較からも明瞭なように、日本の低医療費政策によるものです。医療保険から医療機関に支払われる医療費は年々削減され、外来患者１人当たり治療費はこの10年間で一般外来が１万２８８８円（96年）から１万１０６７円（06年）へと14・１％が減額され、高齢者でも２万５３６円（96年）から１万６３２９円（06年）へと20・５％も減額されています。つまり、「昔の医療費で現代の医療」を行なっている状態で、この持ち出し分を医療機関の犠牲と自己努力で凌ぎ支えているのです。

当然、医療機関の経営体力は年々脆弱化しており、医療機関の倒産件数は02年以降増加傾向にあります。とりわけ06年度からは、年間40件の高水準になってきています。これはあまり表面化していませんが、診療所の廃業も増加傾向にあり、新規開業数とほぼ匹敵しており、08年調査ではついに診療所数は前年より減少しました。「いつでも、どこでも、誰でも」は、生活圏内に医療機関がきちんとあることが大前提ですが、これも崩れかけています。

この崩壊を食い止めるためには、医療費の総枠拡大、対GDPで欧州水準の10%程度まで引き上げる政策が不可欠です。図⑧を見て下さい。いま医療費の総額は34兆円（07年度）で、その財源別内訳は国庫負担24・7%、地方負担12・0%、事業主保険料20・3%、被保険者保険料28・9%、患者負担14・1%ですが、医療費の総枠が拡大すると、比例して患者の負担（窓口負担）が増加する仕組みになっています。つまり、医療機関の体制充実と患者の受診機会の確保が相反する関係になっているのです。

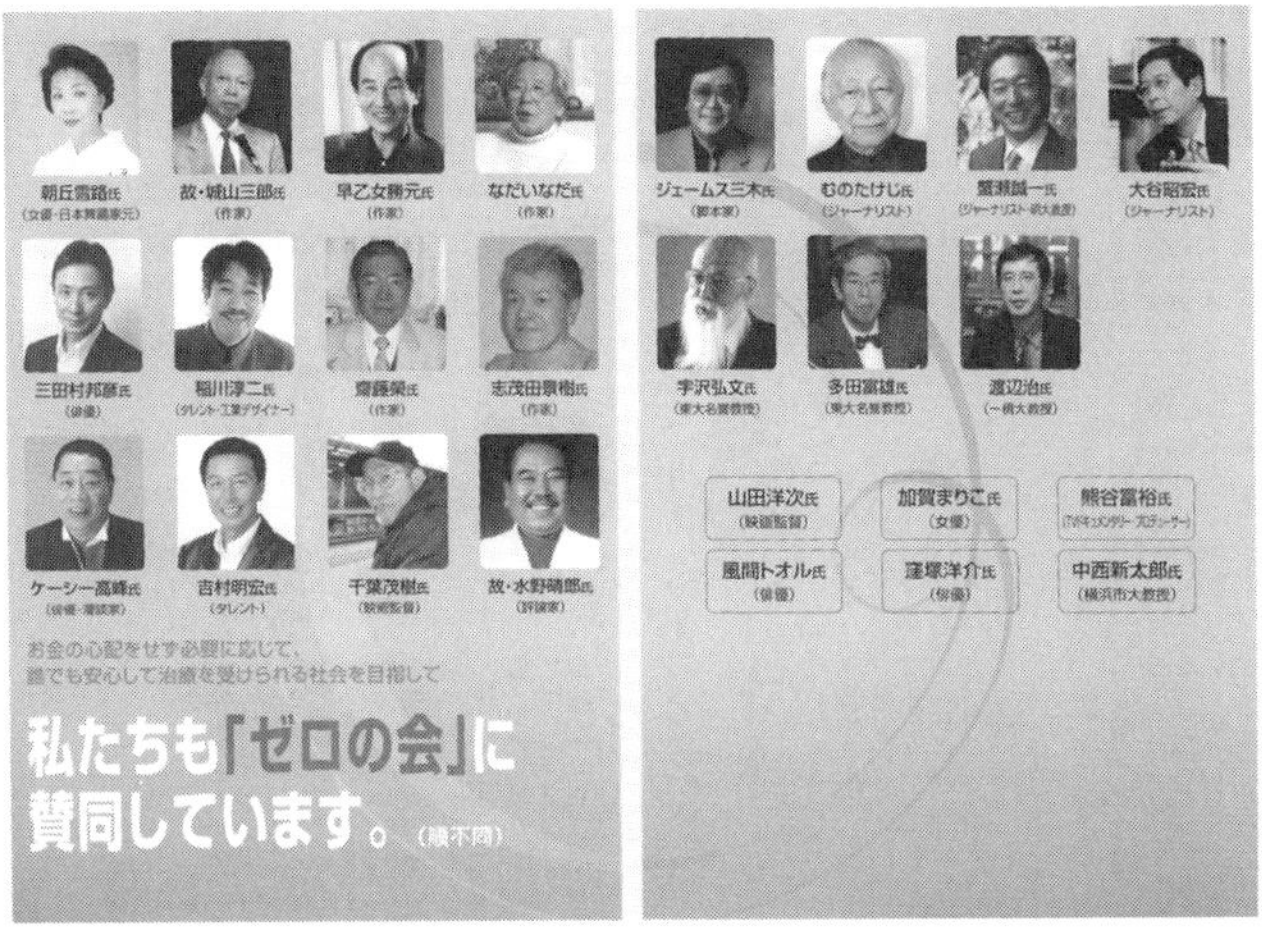
朝丘雪路氏（女優・日本舞踊家元）
故・城山三郎氏（作家）
早乙女勝元氏（作家）
なだいなだ氏（作家）
三田村邦彦氏（俳優）
稲川淳二氏（タレント・工業デザイナー）
齋藤栄氏（作家）
志茂田景樹氏（作家）
ケーシー高峰氏
吉村明宏氏（タレント）
千葉茂樹氏
故・水野晴郎氏
お金の心配をせず必要に応じて、
誰でも安心して治療を受けられる社会を目指して
私たちも「ゼロの会」に
賛同しています。
ジェームス三木氏（脚本家）
むのたけじ氏（ジャーナリスト）
鳥越俊太郎氏
大谷昭宏氏（ジャーナリスト）
宇沢弘文氏
多田富雄氏
渡辺治氏（一橋大教授）
山田洋次氏（映画監督）
加賀まりこ氏（女優）
熊谷富裕氏
風間トオル氏（俳優）
蓬塚洋介氏（俳優）
中西新太郎氏（横浜市大教授）
●「ゼロの会」の賛同者

窓口負担をゼロにする運動が始まった

この矛盾を解決し、患者の受診機会の保障と医療再生のため、神奈川県の医師、歯科医師が中心となって07年1月に「医療費の窓口負担『ゼロの会』」（通称：「ゼロの会」。ホームページ参照。事務局・神奈川県保険医協会）が結成されました。この会は、窓口負担を解消し、ヨーロッパ諸国のように受診時の負担を原則ゼロとすることを求め、それを目標に掲げています。受診時に経済的なことを心配せず、病気という理由でのみ受診ができる社会を創ろう、患者と医療機関の矛盾をなくしヨーロッパ水準の医療費へ拡大する土台を作ろうという運動です。

これまでに女優の朝丘雪路さん、加賀まりこさん、映画監督の山田洋次さん、東大名誉教授で経済学者の宇沢弘文さん、作家・故城山三郎さん、元派遣村村長・湯浅誠さんなどの著名人31名から賛同が寄せられ、団体賛同64、個人賛同人1万4000名を数えています。大手マスコミをはじめ各種マスコミも好意的に取り上げています。

日本でも窓口負担ゼロは実績があります。84年までサラリーマン（健保本人）は負担ゼロ、83年まで高齢者は負担ゼロでした。また、いまでも就学未満まで負担ゼロが33都道府県1561市町村（全自治体の8割）で実現しています（09年4月現在）。ヨーロッパ諸国で実現していますので、夢物語ではありません。

「ゼロの会」は受診時の負担ゼロの実現を求めていますが、保険料をゼロにということではありません。患者の「窓口負担」は5兆円（外来3兆円、入院2兆円）ありますから、これを保険料と国庫負担で分かち合うことを基本と考えています。ヨーロッパなみに事業主の保険料負担を70％に引き上げ、国庫負担を「国保」についてはかつての45％に、「協会けんぽ」では法律が許容する範囲の16％に引き上げれば、外来の窓口負担の3兆円の解消が可能です。入院も同様に保険料と国庫負担で賄うことを基本にしています。

「自己責任論」の払拭で皆保険の復権を

政府は「窓口負担」を、受診を抑制し医療費を抑える方策として利用してきました。医療費の全体を分析すると、その80％は入院や重篤な疾患で高額な費用を必要とする病気で占められています。これらの病気の患者数は全体の患者の20％です。医療費のあとの20％がその他の患者にかかっている費用なのです。つまり患者の80％に要している医療費は全体の20％に過ぎず、いくら窓口負担を高くし、受診が抑制されても医療費全体への影響は微々たるものなのです。患者の受診を10％抑制できたとしても、医療費は2％しか縮小しません。逆にいうと、窓口負担がゼロになって、受診が増えても医療費は目立って膨張しないということです。

むしろ、受診を我慢し控えることで病気が重症化し、結果的に医療費が高くつくことになります。73年、高齢者の窓口負担が無料になった際、たしかに医療費が増えるという現象が現れましたが、それまで手控えていた受診が表面化しただけで、その後に極端な伸びはありませんでした。医療は必要に応じて受けるもので、自ずと限度があります。

医療費の窓口負担の仕組みは、いわゆる「自己責任」論の表れです。病気は個人の生活習慣だけに起因するものではありません。大気汚染や食品汚染、タバコの受動喫煙による健康被害やファーストフードによる糖尿病・高脂血症、過密労働による精神疾患、狭隘《きょうあい》な居住空間や長距離通勤による身体異常など、疾病には社会的背景があります。

だからこそ、事業主は保険料負担の責任を負い、国は憲法と健康保険法で国民に医療提供を約束して、医療費の負担について重い責任が課されているのです。いま、窓口負担分の5兆円を患者本人が負担していますが、これをみんなで分かち合っていく思想を社会に広げていくことが「ゼロの会」の趣旨です。必要な医療は経済的な条件をつけずに受診時に保障する（現物給付）、この健康保険法の趣旨を取り戻すことでもあります。日本の皆保険制度は、窓口負担と被保険者保険料の合計が医療費の43％を占め、すでに半分近くが患者・国民の直接的な負担となっており、いびつになっています。

この財源負担のあり方や、負担に当たっての医療の質の問題、医療の内容を規定する「診療報酬」など、窓口負担の解消を機会に国民的議論がなされ、広範な世論が形成されていくことを期待した運動でもあります。

負担ゼロの社会が常識になることで、皆保険の原点回帰となり、無保険問題も一緒に解決する方向にきっと向かうはずです。

16

民間医療保険に加入してはいけないこれだけの理由

内藤 眞弓（「日本の医療を守る市民の会」、ファイナンシャルプランナー）

誘導される公的医療保険への不信感

私はファイナンシャルプランナー（ＦＰ）として、生活者のお金に関する相談を受けることを生業としていますが、相談者の多くは、「医療費の備えといえば、保険会社が販売する民間医療保険に加入すること」だと考えています。保険会社はマスコミや広告宣伝を通じて、病気になるとどんなに医療費負担が重いか、公的医療保険では賄えない費用がどんなに高額かを強調しており、「民間医療保険に加入しておかないと入院もできない」と思わされてしまうようです。

生命保険文化センターが行なった「生活保障に関する調査」（07年度）によると、「ケガや病気に対する不安の内容」という質問では、「公的医療保険があてにならない」は39・6％、「保険対象外の先進医療の費用がかかる」が29・3％、「保険対象外の差額ベッド代がかかる」が25・5％という回答になっています。

医療費を公的医療保険だけで賄えると思うかという問いには、賄えると思う人が30・1％、賄えないと思う人が65・5％。さらに「医療保障は公的保障充実志向か自助努力志向か」という問いでは、公的保障充実志向が

39・0%、自助努力志向は51・8%という結果が出ています。アンケートは問いの設定の仕方や、質問の順序などによって答えが誘導されることもあるので、どこまで公的医療保険制度への不信があるのかは不明ですが、このようなアンケート結果が、保険募集の際のニーズ喚起として使われることは容易に想像できます。

民間保険は公的保障と同じ土俵に上がれるものではない

公的医療保険への不信を背景に民間医療保険に誘導すると、民間医療保険に加入すれば安心であるかのような誤ったメッセージを送る恐れがあります。ところが、何かあった場合でも民間医療保険はごく限られた現金給付を受けられるに過ぎず、公的医療保険と同じ土俵に上がれるようなものではありません。

民間医療保険は入院や手術など、約款で定められた支払事由を満たしたときに、入院1日につき1万円など、あらかじめ契約で決めた現金給付が受けられるものです。入院の定義は「医師による治療が必要であり、かつ自宅などでの治療または通院による治療によっては治療の目的を達することができないため、病院または診療所に入り、常に医師の管理下において治療に専念すること」で、介護目的の入院や社会的入院、介護施設などへの入所は給付対象ではありません。しかも最近は入院期間が短縮する傾向にあります。

一方、公的医療保険は私たち一人ひとりが支払う税金や保険料、窓口負担で支えられています。保険診療の対象とされた治療は、保険証一枚で全国どこでも「公定価格」で受けられます。そして、医療費が1カ月に100万円かかったとしても、公的医療保険には高額療養費制度があるため、実際の自己負担額は所得区分一般で8万7430円、上位所得者で15万5000円になります。高額療養費制度とは、一定額を超える医療費は自己負担割合が3割ではなく1%になるというものですが、医療費が200万円になればそれぞれの数字に1万円が上乗せされるだけです。高額療養費が適用になる月が過去1年以内に3回以上あれば4回目からはさらに自己負担額が下がります。３００万円の医療費がかかっても11万円弱の医療費負担で済む公的医療保険と民間医療保険は、同じ土俵に上がれるものではありません。

図⑨　民間医療保険と公的医療保険の特徴

民間医療保険

- 入院・手術など所定の条件を満たしたとき、あらかじめ決まった額の現金給付（限度あり）
- 加入できる人を保険会社が選ぶ
- 年齢・性別によって保険料が決まる
- 治療は受けられない
- 保険内容は基本的に変わらない

公的医療保険

- 必要な治療を給付
- 日本に住むすべての人が加入
- 所得に応じた保険料を負担
- 保険証を提示すれば全国どこでも公定価格で治療が受けられる
- 保険診療の範囲は医学の進歩とともに見直される

ビジネスのネタが公的医療保険制度を危機に導く

しかし、残念ながら日本の医療が危機に瀕しているのは事実です。医療技術が進歩すれば医療費は増え、高齢化が進めば医療費は増えます。ところが、日本の医療費は公的医療保険制度のもと、国が決める診療報酬でコントロールされており、長年低く抑えられてきました。これまでかろうじて持ち堪《こた》えてきていたものが、医師不足、看護師不足、医療現場の疲弊、医師の離脱、病院の破たんといった形で崩れ始めています。決して安くない公的医療保険の保険料を支払いながら、安心して医師にかかれない状況が生み出されています。

このような状況下で、公的医療保険はあてにならないと誤解を招きかねない宣伝を保険会社が繰り返すと、「どうせ公的医療保険は大したことがないんだから、公的医療保険も民営化すればいいんじゃないの」といった流れになっていきそうな危うさを感じます。先ほども紹介したように現在の日本の民間医療保険は「現金給付」であり、公的医療保険に取って代われるものではありません。しかし、医療保険分野で「官から民へ」の移行を長期的に狙っているとしたら、公的医療保険の不信をあおるのは理に適《かな》っています。

現段階ではそこまで業界全体が展望しているとは考えにくく、かつて公的年金の危機をあおって個人年金の売り込みをしてきた手法を、医療保険の売り込みにも使っているに過ぎないのだと思います。しかし、それが行き過ぎれば、思わぬ方向に事態が流れていく危険性がないとはいえません。そのような流れをビジネスチャンスとして虎視眈々と狙っている人たちは確実にいるはずです。

保険制度を民間に？

先進国では例外的ですが、米国には低所得者や障害者などごく一部を除いて公的医療保険制度がありません。医療保険を民間に任せた結果、約４５００万人の無保険者がいると推定されています。治療費のために自己破産する人が多く、失業とともに民間医療保険からも外れてしまい、無保険者になる人も多いといいます。たとえ会社に勤めていてそれなりの収入を得ていたとしても、病気にかかったときから転落が始まるのは珍しいことではなく、リーマンショック以来の経済不況で無保険者がさらに増加しているといわれています。

ある米国在住の方が９日間の入院と手術を経験しました。病名は唾液腺膿瘍《のうよう》、受けた手術は膿瘍ドレナージ手術だそうです。治療費として５５０万円を超える請求をされましたが、民間医療保険に加入していたため保険会社が病院と交渉して、自己負担しなくてはならない金額は90万円程度まで減額されたそうです。

日本であれば高額療養費制度があるので、所得区分が一般であれば10万円以内、たとえ上位所得者であっても

20万円以内の自己負担ですみます。90万円でも高額ですが、民間医療保険に加入できない人は550万円を払わなくてはなりません。しかも民間医療保険の保険料は毎年3割ずつ上がるというのです。しかも、どこの保険会社のどのような医療保険と契約しているかによって、受けられる医療は異なります。

日本には米国が目指しながらなかなか導入できないでいる「国民皆保険制度」があります。制度が危機に瀕しているからといって「自助努力」とか「民間に任せる」という方向ではなく、先人の努力で築き上げてきた皆保険制度を守りながら、持続可能な仕組みを作るために何をすればよいのか、開かれた議論をしていく必要があります。

Column

「メタボ」が流行語大賞になったわけ

和田知可志（元・東京保険医協会副会長）

「メタボ」は06年の流行語大賞に選ばれました。「どうやらお腹ぽっこりのデブヤンのことらしい」と、今ではすっかり世の中に定着したように思われます。

ところで「メタボリック・シンドローム」とはそもそも何なのでしょうか？　直訳すれば「代謝症候群」ですが、厚生労働省は「内臓脂肪症候群」という日本語をあてています。

メタボをめぐっては、世界の医学界で既に20年以上にわたる論争があり、その本質については実は今だに決着がついていないのです。80年代後半、スタンフォード大学のリーブン博士らが、「糖尿病、高血圧、高脂血症などの背景には共通した代謝異常がある。その根本が治療できれば全てが解決するだろう」とする画期的な学説を打ち出しました。この考えは学会でも注目され「メタボリック・シンドローム」と呼ばれるようになりました。しかし、現在なお研究途上であり、メタボと診断すること自体に批判的な学者も少なくありません。諸外国では市民の間でメタボが話題にされることはありません。

では日本のメタボ騒動は一体何だったのでしょうか？ かつて、糖尿病、高血圧、高脂血症などの増加で医療費がかさむことが憂慮され、昭和32年、国は政策的な観点から、これらの慢性疾患を「成人病」と呼ぶことにしました。その後、国は「成人病は自己責任だ」という言い方を徐々に強めていきます。96年「成人病という呼称は国民を甘やかす」との見解が出され「成人病」は「生活習慣病」という名称に変更されました。さらに00年には生活習慣の「変容」を促進するため「健康日本21」が策定されました。しかし「生活習慣病」には基準がなく、強制力もなかったため、「21」は結局失敗に終わりました。こうした苦い経験から、次なる絶好のツールとして白羽の矢が立ったのが「メタボ」だったというわけです。

急きょ委員会が設置され、05年に「メタボ日本基準」が発表されました。不評の「腹囲：男性85cm以上、女性90cm以上」はそこで盛り込まれたものです。こうして「生活習慣病」は誰でも使えるシンプルな基準を獲得しました。

06年「高齢者の医療の確保に関する法律」が強行採決で成立。この法律は徹頭徹尾「医療費削減」の方針に貫かれており、悪評の「後期高齢者医療制度」と並び「メタボ健診・保健指導」が２つの目玉商品だったのです。医学的根拠すらない日本のメタボは、こうして従来の健診制度を駆逐して法的強制力をも獲得しました。

なんだか本末転倒では？　流行語大賞に選ばれたメタボを笑って見ているわけにはいきませんね。

第3章

お金の問題を通して医療の問題を考える

17 日本の医療費への税金支出は世界22位の低水準

鈴木　厚（川崎市立井田病院医師）

高齢化社会と医療費

この30年間で平均寿命は10歳延びましたが、30年前にもクーラーもあれば、暖房もあり、衛生環境や生活環境に現在とそれほどの差はありません。実はこの30年間で平均寿命が10歳延びたのは、医学の進歩が大きく貢献したのです。

その一方で、実際の年齢に当てはめれば、70年の人生が80年になることで、医療費は2倍かかるようになり、年金は10年分多く必要となり、介護を受ける期間も長くなりました。30年前には「自分の人生が10歳延びる」と想像しなかったように、国も団塊の世代の一人ひとりが10歳長生きする事態を想像してはいませんでした。この予想外の長寿社会の出現が国民医療費、介護保険、年金問題を悪夢のように深刻化させたのです。

高齢者になれば病気をもつ頻度が飛躍的に高くなります（図⑩参照）。70歳の高齢者が病気で通院する期間は20歳の約7倍になるので、70歳以上の人口が2倍になれば、医療費は2倍になるのではなく、14倍に膨れ上がるのです。

図⑩　年齢階級別１人当たりの医療費

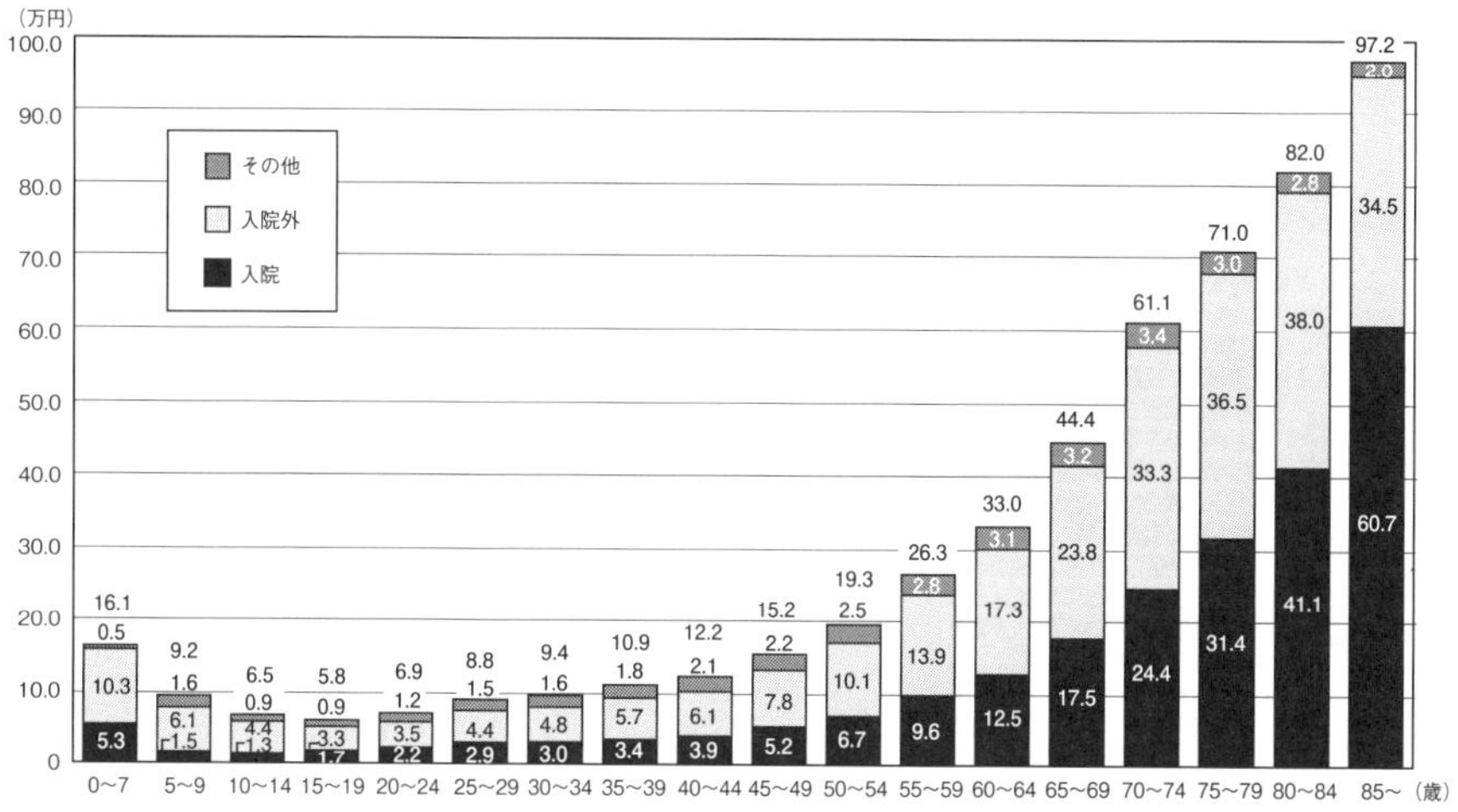

上のグラフを見てわかるように高齢者が多くなれば医療費は急増しますので、各国の医療費を比較する場合、高齢化を考慮しなければいけません。日本の高齢化率、つまり総人口に占める65歳以上の人口を世界各国と年次ごとに比較すると、日本は世界のどの国よりも高齢者が多く、また高齢化のスピードがきわめて速いことが分かります。高齢化率が７％から14％に達するまでの所要年数（倍化年数）はフランスが１１５年、スウェーデンが85年、アメリカが60年、イギリスが47年、ドイツが40年ですが、日本は24年（70年の７％が１９９４年には14％）で倍増しています。このように、日本の高齢化は、世界に例を見ないスピードで進行し、あまりに急速だったため、高齢化社会を迎え入れる余裕も準備も整わないままに現在に至っているのです。

高齢者はより複雑な治療が必要とされ、先進諸国では医療費の60％が65歳以上の人たちに振り向けられています。しかし世界一の長寿国である日本の総医療費の伸びは先進国の中でもっとも少なく、30年前と現在の医療費を比較すると、アメリカは３倍、ヨーロッパは２倍に増えていますが、日本はわずかに増えているだけです。アメリカの高齢化率は２％の上昇で医療費は2倍以上に増えましたが、日本は高齢化率8％の上昇で医療費は1・3倍増えただけです。

医療費の国際比較

左のグラフは、国民医療費の国際比較のデータです。日本の国民1人当たりの医療費はGDP比では21位で、アメリカは日本の1・8倍、ドイツは日本の1・3倍の医療費です。日本の医療費33兆円は大きな金額ですが、世界1位の長寿国、世界2位の経済大国と考えると、日本の医療費世界21位は少なすぎます。国際的に見ると、日本は国力に見合った医療費を出していないのです。さらにこの統計には2つのトリックが隠されています。

日本は「皆保険制度」のため医療機関と患者との垣根が低く、そのため医療機関を受診する患者が非常に多いのです。ちょっとした風邪でも病院を受診しますが、アメリカでは風邪で受診したら「な

図⑪　OECD 諸国の医療費対 GDP 比率（2006 年）

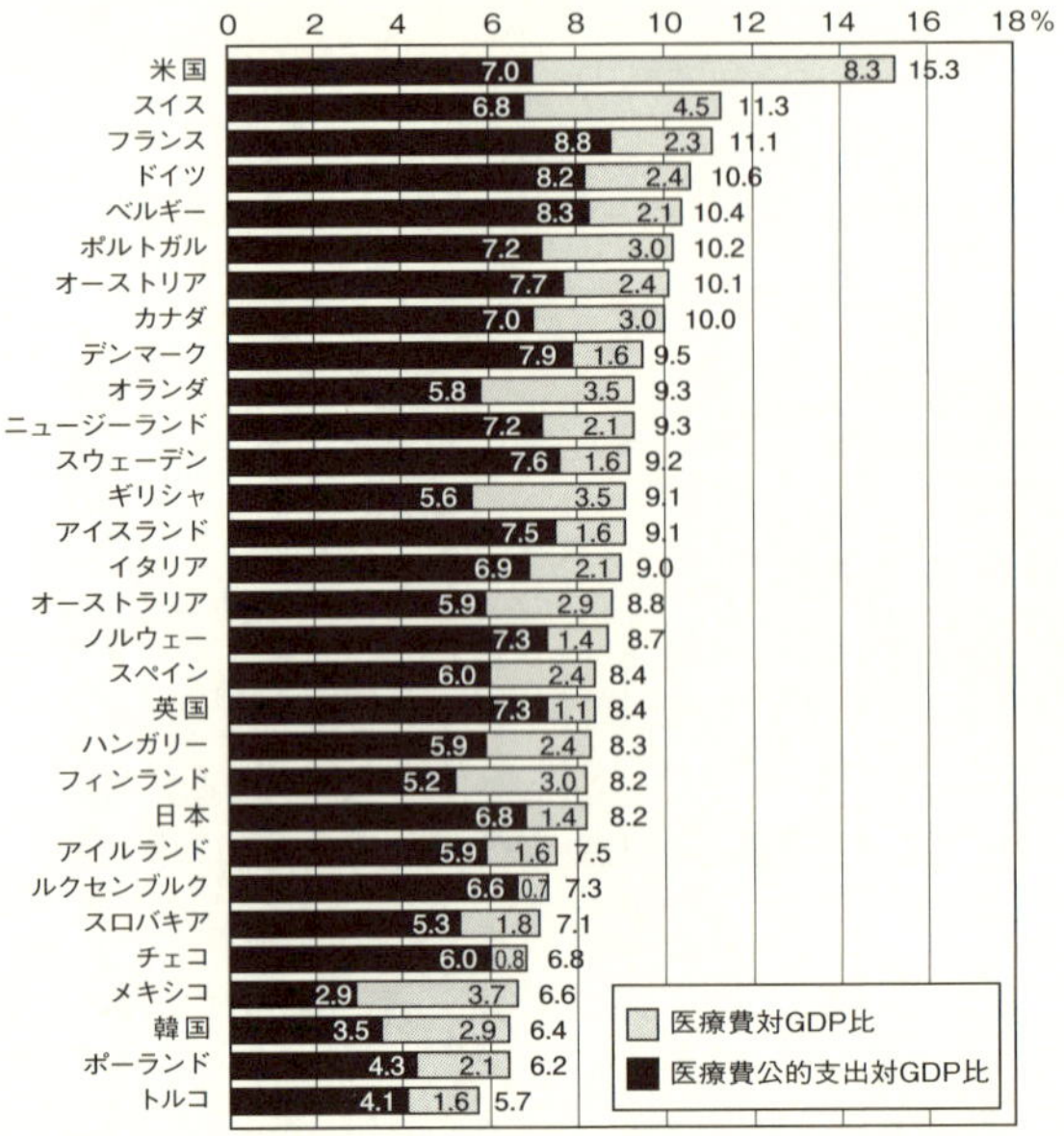

※オーストラリア、日本、スロバキア、トルコは 2005 年データ。公的支出対 GDP は公的割合から算出。ただしデンマーク、オランダは 2002 年、ベルギーは 1996 年の割合による。

（資料）OECD Health Data 2008 (Data last updated : June 08, 2008)

ぜ風邪で病院にきたの？」と不思議がられ、風邪で救急を受診したら半日は待たされます。また「熱があるので診て欲しい」と電話をすれば、1週間後に来なさいといわれます。そして受診する頃には解熱しているのです。そのため風邪で病院を受診するという発想はなく、救急では重症患者を優先させるので軽症患者は数時間待ちです。

また国民1人当たりの医療費ではなく、患者1人当たりの医療費で計算すると、日本は先進国の中ではダントツで最下位になります。OECDがまとめた患者1人当たりの医療費は極端に安く、さらに日本の国民1人当たりの年間受診回数は欧米の4倍くらいで、欧米では多少具合が悪くても病院に行かないのです。その理由は1回受診当たりの総医療費が日本は7000円（自己負担は3割）ですが、アメリカは6万2000円、スウェーデンは8万9000円と診察料が高いという垣根があるのです。また欧米の医師には時間外に患者を診療するという習慣がなく、そのため外来は予約制になっています。

日本の医療は「医療費が安く、受診しやすいのは医療の無駄」という批判がありますが、この批判は誤解に基づくもので、患者が必要なときに受診できることで、重症化する前に治療ができる利点があります。また日本の医師はアメリカの医師の4倍の患者を、スウェーデンの医師の9倍の患者を診察しています。

医療財源をどうするのか

現在、33兆円である国民医療費は国民年金の45兆円より12兆円も低額で、民間のパチンコ産業と同程度のお金の規模といわれています。「国民全体に関わる生命と健康の維持を、パチンコと同じ金額で保障」している現状を放置していること自体が間違っています。介護も同様で、国は介護財源の25％（2・5兆円）しか出していないのに、財政難を理由に、過酷な介護を家族から解放するという理念を、恥ずかし気もなく放棄したのです。

後期高齢者医療制度、療養型病床の廃止、名前だけの介護保険、これらは高齢者の人権を踏みにじるだけでなく、太平洋戦争で「お国のために死ね」と言われたいまの高齢者に、国はまた「生産性のない老人は早く死ね」と命じているのと同じです。医療崩壊や介護危機は、機械的に毎年（自然増分）2200億円削減している社会保障政策によるもので、予算を削減しての改善など期待するほうが間違っています。社会保障費の削減ではなく総枠を増やし、次に負担の割合を損得勘定ではなく、互いに譲り合いながら決めることが肝要なのです。

私たちにとって医療費や介護への負担は辛いものです。しかし低負担による高福祉は幻想にすぎず、高福祉には高負担が必要なことぐらい十分に理解しています。それでいて納得できないのは、政府が負担の割合によって格差社会をさらに広げる懸念、真面目なものが損をする懸念、私たちの血税が言葉巧みに略奪される懸念があるからです。年金についてウソを繰り返した社会保険庁、社会保障の負担を明確に示さない政府、血税を天下りに使っている官僚、1000兆円の借金がありながら「埋蔵金」が話題になるような国費の使われ方に不信感が強いからです。

医療、介護の財源をどうするのか、税金で補うのか、保険料や自己負担を高くするのか。社会保障費を削減するのか、増やすのか、これまで削減された社会保障費をもとにもどすのか、この方針を明確にすべきです。保険料、自己負担、診療報酬、介護報酬はすでに限界にきています。国民は自己負担の限界から、ともすると低負担の低福祉を望みがちです。しかし自己負担ではなく税金を導入すれば、自己負担なしの高福祉が可能です。消費税の値上げ、金持ち優遇税の廃止、相続税の強化だけで問題は解決するのです。消費税については反対論が強いことは承知しています。しかし、低所得者は自分が支払う消費税の数倍のリターンが社会保障として得られるのです。目先の損得ではなく、人生をトータルとして税制を考えることが必要です。

医療崩壊、介護危機の解決策は簡単です。医療報酬は1点10円で計算していますが、これを1点11円にすれば医療費は3兆円増、1点12円にすれば6兆円増となり、これで医療崩壊は解決します。医療費を上げても医師不足は解消しないというのは間違いです。なぜなら、医師以外の職種が担当可能な多くの業務を医療補助者に移すだけで過重労働は解消するからです。病院が赤字のため医療補助者を雇えず、医師や看護師が全ての業務を行なっているのが実情なのです。介護報酬も1点11円で7000億円、1点12円で1・4兆円になります。

診療報酬は利害関係が複雑に絡み合い、同じパイの奪い合いになっています。そのため診療報酬の内容よりもまず総枠を広げることです。つまり診療報酬の内容の議論よりも、緊急対策として1点11円、あるいは1点12円にするだけでよいのです。1割増、2割増で全体の総枠を広げパイを大きくするのは、明日からでも可能です。問題はやるか、やらないかだけです。診療報酬の一律増で日本の空を覆う暗い閉塞感を吹き飛ばすことができるのです。

18 医療費審査による減額査定の問題はどこにあるか

橋本 巌（元支払基金職員、フリーライター）

保険料・医療費の流れはどうなっているのか

日本は、原則的に全ての国民がなんらかの公的な医療保険に加入している世界でも数少ない「皆保険制度」の国の一つです。図⑫を見てください。日本の医療保険制度での、保険料や医療費の流れを示したものですが、被保険者は自分が加入する保険者（「国民健保」「協会けんぽ」「組合健保」など）に保険料を支払い、病気になった場合は保険で医療機関に受診することができます。次のような流れで行なわれます。

❶医療機関は、その月内に治療した患者ごとの医療費の請求書（レセプト＝医療機関が医療費を請求するときの請求書類）を審査支払機関に提出します。

❷審査支払機関は、請求されたレセプトの内容が適正であるかどうかを審査し、適正であればそのまま、不適正と判断すればその部分を「減額査定」して保険者に請求するとともに医療機関に支払います（医療機関は減額査定された内容に、また保険者は請求された内容に不服があれば、各審査支払機関に再審査を請求することがで

きます）。

❸保険者は、請求があった医療費を審査支払機関に支払い、被保険者に医療費通知をするなどの業務を行ないます。

医療費審査はどのようにして行なわれているのか

「健康保険法」などの建前からいけば、医療費の審査と支払いは保険者が行なうことができますが、医療機関が使った医療費の審査は医学的に判定する必要があり、支払いも円滑に行なわなければいけないということもあって、公的な審査支払機関が各都道府県に設置されています。

公的な審査支払機関には、『社会保険診療報酬支払基金』（支払基金）（サラリーマンなどが加入している被用者保険〈「協会けんぽ」や「組合健保」など〉や「生活保護法」の医療扶助など国や自治体が実施している公費負担医療を対象）、『国民健康保険団体連合会』（国保連合会）（「国民健康保険」や「後期高齢者医療制度」を対象）の2つがあります。ただし、近年、保険者が直接審査を行なうことも、公的審査支払機関に委託することも可能になっています。

図⑫　保険料と医療費の流れ

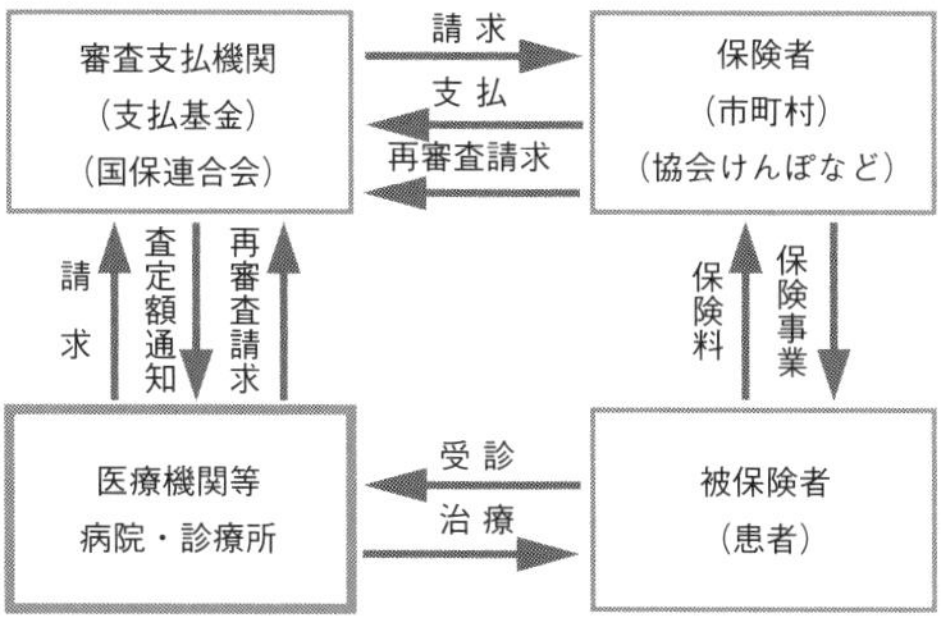

●審査のやり方

「支払基金」と「国保連合会」の機関は設置された法律が異なるため多

少の違いがありますが、基本的には同じことを行なっているので、「支払基金」を例にとって説明しましょう。

各都道府県の支払基金の支部には、審査委員会が設置されています。審査委員会は、保険者代表、診療担当者代表、学識経験者の三者同数で構成され、保険者代表は保険者が、診療担当者代表は医師会・歯科医師会がそれぞれ推薦、学識経験者は支払基金が選任しており、全員が医師か歯科医師です。

審査委員会は、毎月定められた会期で開催され、審査委員は医療機関などから請求されたレセプトを委員の専門科ごとに審査します。審査の規準は、請求された内容が医学的に適正であるか、「健康保険法」「保険医療機関及び保険医療養担当規則」（保険医療機関と保険医が行なわなければならないこと、行なってはならないことを定めている）、「診療報酬点数表」（すべての治療行為は、その価格が点数〈1点は10円〉で定められており、2年に1回改定される）、「薬価基準」（国が定めた、保険診療で使用が認められている薬の公定価格表で、2年に1回改定される）などに適合しているかどうかにおかれています。

年間約662億円も治療費が減額されている

図⑬を見てください。2つの審査支払機関で年間どれくらいの医療費が減額されているかを示したものですが、2つの審査支払機関で08年度に減額された医療費は約661億6000万円、（実際には、これ以外に調剤レセプトの減額も加えるとさらに約70億円は増える）にもなります

これらの減額分は、マスコミではすべてが「過剰請求」であるとか、はなはだしい場合は「不正請求」と報道されることがありますが、それは実態を見ていない報道です。

審査支払機関による減額の主な理由は、大きく4つに分類することができます。

❶病名と治療内容が不一致であるなど適応と認められないもの
❷治療内容が過剰と認められるもの
❸投薬・注射等が重複していると認められるもの
❹その他、不適当または不必要と認められるもの

図⑬　医療費審査による減額査定状況（08年度版）

	①原審査査定	②保険者再審査査定	①　＋　②
支払基金	2,069,015	568,731	2,637,746
日保連合会	1,984,031	1,994,987	3,979,018
計	4,053,046	2,563,718	6,616,764

※1 支払基金（08年5月～09年4月）及び国保連合会（08年4月～09年3月）の資料から作成
※2 単位万円
※3 ①は一次審査で減額されたもの、②は保険者の異議申し立てが認められて減額されたもの

これらの減額査定は、医学的根拠が明らかな場合もありますが、多くの場合は根拠が明らかにされていません。❶と❸は比較的理由は明白ですが、問題は❷と❹です。

❷の「治療内容が過剰と認められるもの」は、漠然としています。たとえば、肺炎の治療で主治医が抗生物質の注射を14本、血液生化学検査を6回行なって請求、審査で「注射は12本、検査は4回」などと減額されたとします。主治医は、患者の病状を日々観察して必要と考えた治療をしていても、審査ではそれを「過剰」と判断することがあるわけです。再審査を請求してもなかなか認めてもらえません。

❹の「その他、不適当または不必要と認められるもの」にしても明確な理由は示されません。つまり、審査は、審査委員の見解が優先する傾向にあるのです。結局、医療機関・医師は、たとえ治療上必要と思う治療も、減額される可能性があると判断すれば控えるようになります。これを「自粛（または萎縮）診療」といいます。

なお、❶の場合は、ほとんどが病名を書き漏らしたケースで、医療機関としては実際に治療していますから「病名を書き漏らしていました」と再審査を請求するのですが、まず復活することはありません。

この半世紀余の審査の歴史を見ると、審査が権威と権限を背景にして医療費の削減

に大きな役割を果たしてきたことは明白です。医療機関・医師にとって審査支払機関は、常に意識しなければならないけむたい存在なのです。

加えて今日では、図⑬で分かるように、いったん審査支払機関の審査を通過したものが、保険者の再審査請求で減額となるものがかなりの割合(約30%)を占めているのが特徴です。なぜ保険者の再審査請求が容認されるのかについては、審査制度の限界や不備など複雑な問題がありますが、ただ、明白なことは、保険者がいったん支払った医療費を取り戻すために力を注いでいるこの行為は、結果として被保険者が受けるべき治療の抑制につながるのではないでしょうか。

国民・患者の立場を考えた治療と審査を

保険診療には審査が必要とはいえ、その審査は医学的で道理のあるものであると同時に、主治医の裁量権を尊重したものでなければなりません。すでに見たような理由の不明な減額査定は改められる必要があります。

また、医療機関・医師は、行き過ぎた治療を戒めるのは当然として、納得できない減額査定にはきちんと再審査を請求することが求められます。現状は、「面倒だ」「しても無駄だ」「にらまれる」ということで再審査請求を放棄し、治療を控えている例がほとんどです。これでは国民が保険でよい治療を受ける権利を守ることも審査を改善することにもなりません。

19 医療のIT化のメリットとデメリットはどこにあるのか？

申 偉秀（関町内科クリニック医師）

診療中にお医者さんがパソコンばかり見ているのはなぜ？

「病院に行くと、お医者さんはパソコンばかり見ている」

最近、そんな不満を耳にする機会が増えました。これまで手書きだった紙のカルテから、パソコンで記入する電子カルテに移行する病院や診療所が増えてきているからです。そのため、診療中も医師がパソコンに向かってカルテの記入をせざるを得ないのですが、患者さんにしてみれば「本当に私の話を聞いてくれているの？」と不安になるのも頷けます。

ただ、電子カルテの導入は病院や診療所の都合だけではなく、国が医療機関に対して医療費（レセプト）のオンライン請求を義務づけたことが背景にあります。医療費のオンライン請求義務化は、08年4月にベッド数400床以上の病院から始まり、09年4月には400床未満の病院にも広がりました。そして、10年7月からは診療所も医療費請求書類の作成にコンピュータ（レセコン）を使っているところは、オンラインでの請求が義務化される方向になっています。レセプトのオンライン化のみでは医療のIT化にはなりませんが、医療機関側でレセプトオンライン化を契機に医療のＩＴ化（電子カルテなど）に踏み切る所も増えているのが現状です。

電子カルテ導入は患者のメリットも大きい

賛否両論のある電子カルテですが、正しく使えば、❶待ち時間の短縮、❷患者さんに正確な診療内容を提供できる、❸院内の情報の共有、❹診療所と病院の連携が緊密になるなど、患者と医療者の双方にメリットがあります。その大きなものが時間の短縮でしょう。

電子カルテを導入し、それぞれの持ち場をネットワークでつなぐと、医師、看護師、事務員などが同一の情報を共有できます。紙のカルテは探すのにも時間がかかって待たされることもありますが、電子カルテならＩＤナンバー（診察券番号）を入れれば画面に情報が出てきます。受付で保険証や診察券を確認すると、定期的に必要な検査が分かっている慢性病の患者などは、医師の診察を受ける前に看護師等が検査を済ませることができます。

医師がカルテを記入して診療が終わったことをチェックすれば、それが瞬時に事務にも伝わり、会計もスムーズになり、病院での待ち時間を大幅に減らせるのです（図⑭）。医師も時間を有効活用できて、診療や研究という本来の業務に時間を使えるようになります。

電子カルテに蓄積したデータは、病気の早期発見にも役立ちます。以前、胸の痛みを訴えて来院した患者がいました。心電図をとり、過去の健康診断のデータがすぐに取り出せ、コンピュータ画面上で比較できる状態にあるので、この時は心筋梗塞の可能性を考え、すぐに循環器専門病院の先生に紹介状を書きました。この患者は、その日のうちに循環器専門病院で緊急カテーテルを受け、３日後に退院して、いまもお元気でいます。このよう

図⑭　レセコンに連動した電子カルテの採用

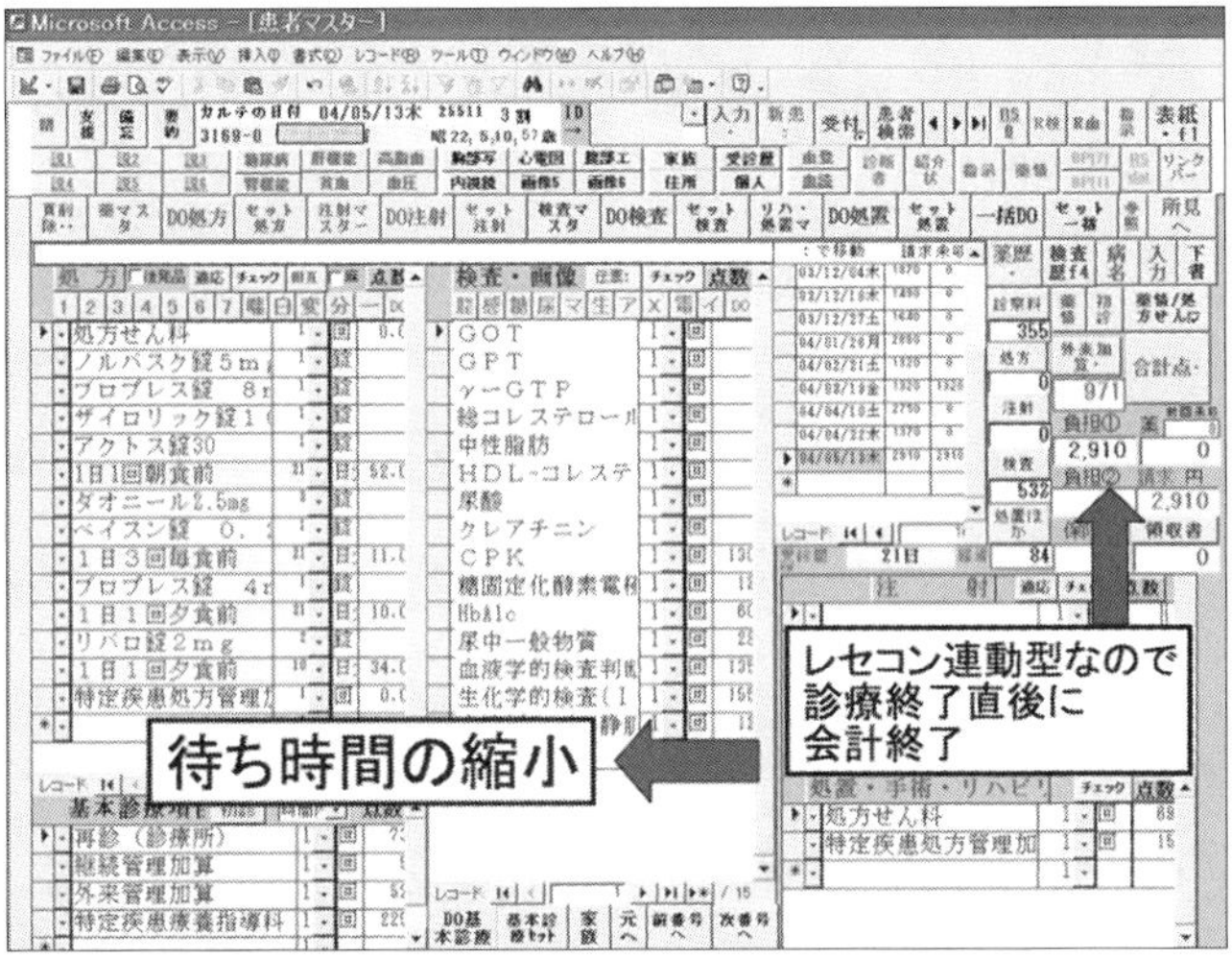

診察終了と同時に会計処理も終了するため診療以外の待ち時間が短縮される。

図⑮　電子カルテと連動した紹介状

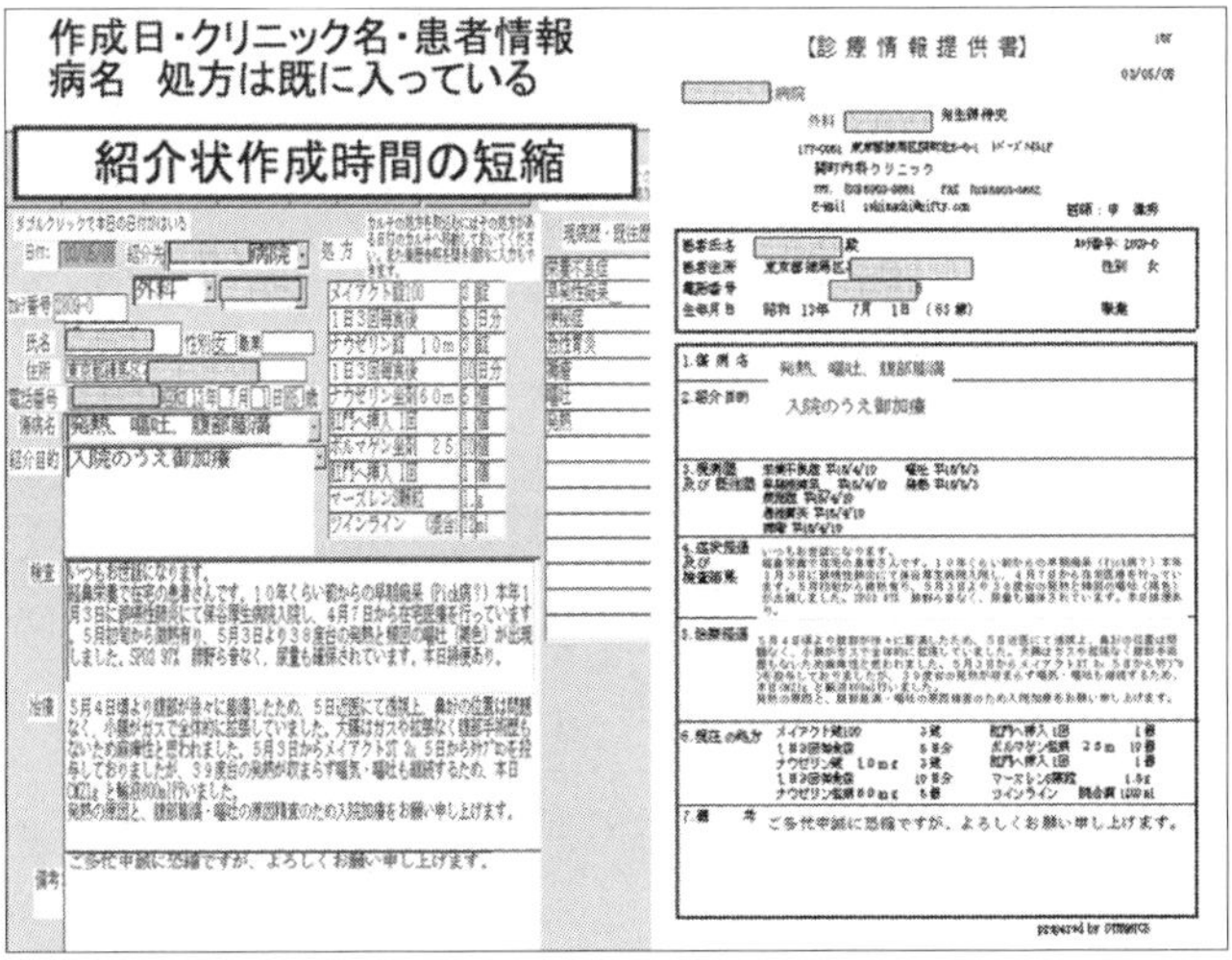

患者及び医療機関データ、病名、処方などが予め記載されており、その場で短時間で発行でき、待ち時間の短縮に大いに貢献する。

図⑯　血液検査データの推移をグラフ化したようす

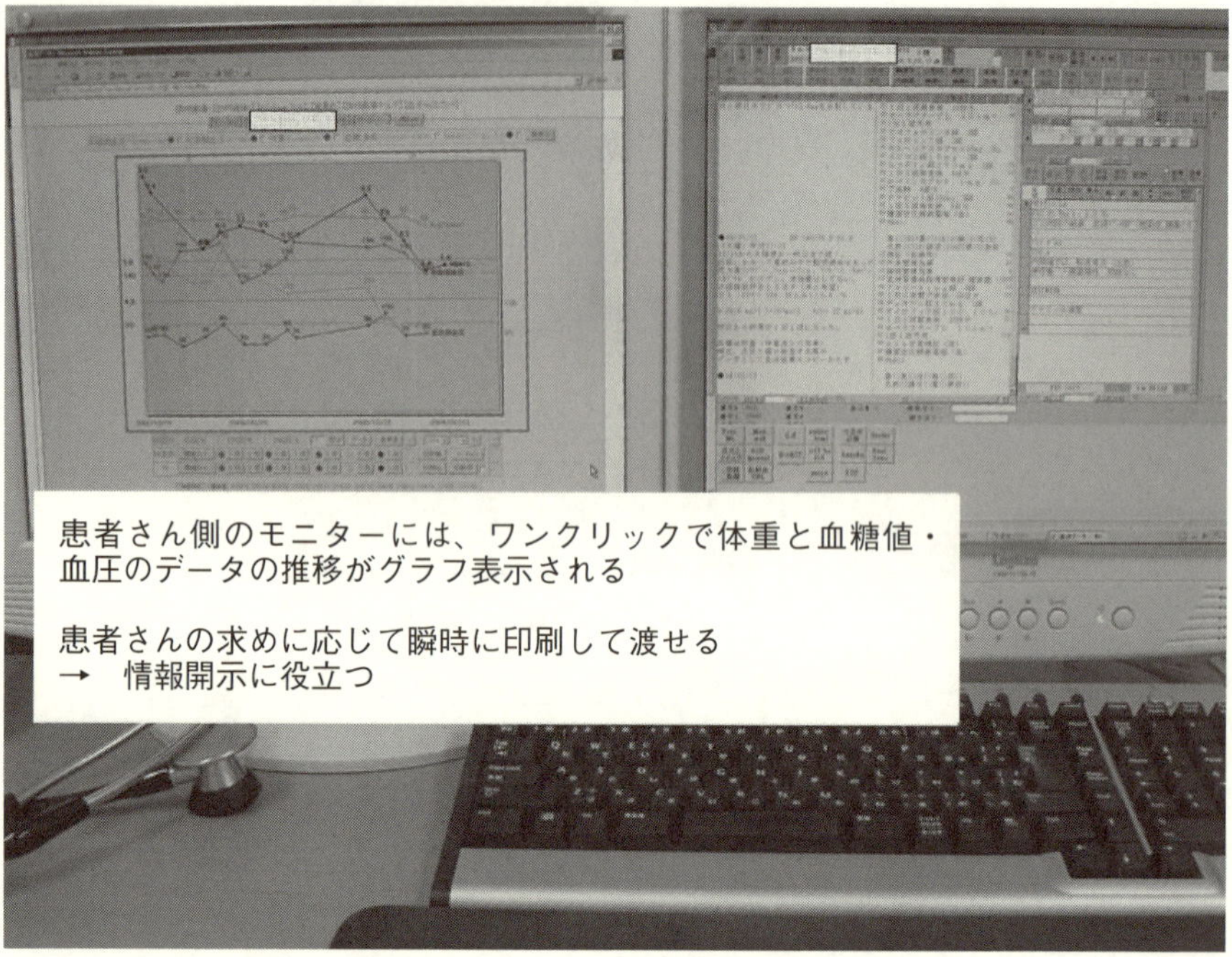
患者さん側のモニターには、ワンクリックで体重と血糖値・血圧のデータの推移がグラフ表示される
患者さんの求めに応じて瞬時に印刷して渡せる
→　情報開示に役立つ

患者さんの求めに応じて、結果を印刷したりファイルとして渡すことができる。

に病気を早期に発見し、診療所と病院の連携ができるのも、電子カルテを活用しているからだと思います。

情報を一元管理できるので、紹介状や在宅医療の意見書を書く手間も最小限に抑えられます（図⑮）。電子カルテの内容は、希望があれば印刷して患者に渡すこともできますし（図⑯）、患者さんの携帯電話に保険証番号、病名やアレルギー、服用している薬などの診療情報を転送可能で、救急で他の病院に運ばれたような場合も、この情報を元に適切な処置をしてもらうことができます。また、これらの情報を医師の携帯電話に一括管理しておけば、震災時などにも患者の診療情報を提供できるのです（私の使用している電子カルテ「ダイナミクス」では、すでに実用化されています）。

このように電子カルテは正しく使えば、患者さん本位の医療に大きく貢献する可能性を秘めています。しかし、過渡期にあるので、これまで紙のカルテになれてきた医師にとっては、入力に時間がかかってしまうということもあるようです。また、導入には多大な費用もかかりますが、いまは医療機関がすべて負担しなければいけない状況です。

個人情報保護のためには専用線の導入が不可欠

一方のレセプトのオンライン化（診療内容でなく医療費の請求のみの電算化）ですが、オンライン請求を国の制度として広めるために、国は２００９年11月に基本的なソフトや機材の購入に限定的ですがある程度の補助を出すように省令を改正しました。オンライン化を先行実施している韓国では、レセプトをオンラインで提出した医療機関には報酬の支払いを早くするなど、国がより積極的に普及に努めています。

また、オンライン請求で使用する通信回線は、ＩＳＤＮ回線のダイヤルアップ接続や閉域ＩＰ網接続などが利用されています。もちろん医療機関では情報を厳重に管理していますが、インターネット回線を利用したやりとりは情報漏洩の可能性を否定できません。万一、情報が漏れた場合の損害賠償は莫大になり、患者さんの迷惑はもちろんのこと医療機関の経営も立ち行かなくなります。ただでさえ疲弊している医療現場から、さらに医師が立ち去らざるを得なくなる可能性もあるのです。

病気の情報というのは高度な個人情報ですから、税金や年金などの他の情報とは切り離して、医療や介護だけの専用線で行なうべきでしょう。こうした技術面のインフラ整備を医療機関だけに求めるのは無理があります。オンライン請求にすれば、健康保険組合などの保険者、支払基金なども手続きが簡素化されメリットがあるのですから、国やこれらの機関が一体となって、専用線設置などの費用負担を議論すべきだと思います。

医療情報の再利用に関する法律が必要だ

技術面がクリアされたとしても、集められた医療情報の扱い方も心配です。医療機関から医療費の請求をするときの請求書類であるレセプトには、病名、治療行為などとともに、患者の個人名が記載されています。病名は高度な個人情報で、扱いようによっては患者の不利に働くことも予測されます。事実、医療情報が流失したアメリカなどでは、精神疾患、感染症などの病気を理由に、進学や就職などの社会生活での差別が起きて問題になったことがありました。

日本でも、ある保険者が提出されたレセプトのデータを第三者であるデジタルデータ分析会社に渡し、投薬された先発薬をジェネリックに変えたら、医療費がどれくらい安くなるかを調査させて組合員に伝えたことがありました。本来なら保険者は「あなたの診療情報をコンピュータ会社に知らせてもいいですか」という許可をとらなければいけないもので、これは個人情報保護の観点からすると重大な法令違反にあたります。

何の規制も設けずにオンライン請求を全面実施すると、集められたレセプト情報が特定健診や特定保健指導を行なう企業に流され、人事考課や昇給にも影響するかもしれません。また、本人が知らない間に個人の健康情報が営利活動の対象になる可能性も排除できません。医療費を削減するために、あなたの健康状態について何も知らない保険者が治療方針に口を挟むようになるかもしれないのです。

医療のＩＴ化が進むことは、電子カルテの使用により待ち時間の短縮や医療の質の向上に役立つ反面、レセプトオンラインシステムなどでルールを決めずに健康情報が集められることになれば医療保険制度の根本を揺るがしかねない危険性も秘めています。

集められたレセプト情報を、患者の健康や医療の発展のために使うのであれば問題ありませんが、06年に制定された「個人情報保護法」では、集められた情報の再利用について何も規定していません。オンライン請求によって集められる情報の再利用に関する法律を早急に制定する必要があります。

病名などの医療情報は患者さん個人のものです。医療のＩＴ化が患者本位の治療になるように、こうした危険性も踏まえて、市民の方、一人ひとりが行政や国に対して声を上げていく必要があるのではないでしょうか。

20 「ジェネリック医薬品」は日本の医療を救う救世主なのか？

栗林　令子（東京保険医協会事務局次長）

厚労省のジェネリック使用促進の問題点

診療に使われる薬剤には新規に製造される先発医薬品（「先発品」）とその後同等の薬剤として製造されるジェネリック医薬品（「ジェネリック」）があります。政府は開発費などがかからず価格が安いジェネリックの数量シェアを、２０１２年度までに06年度の2倍の30％にする目標を掲げています。目標のペースで普及すれば医療費の国庫負担を年間約２００億円削減できると考えています。そのため厚労省は先発品と効能は同じという前提で医師が薬を処方する際、ジェネリックを処方することが基本という方針に転換するため、さまざまな施策を実施しています。

その施策の1つとして08年4月からは薬局で調剤を受けるとき医師が発行する処方せんに、ジェネリックに変更不可の場合は医師が署名をする欄が設けられました。署名なしで患者が同意した場合は薬局の薬剤師がジェネリックなどの別の薬剤に変更できることになりました。

厚労省は先発品と効能は同じという前提ですが、ジェネリックは品質をはじめさまざまな問題があるうえに、

表③ 慢性疾患患者の院内処方・院外処方における処方・調剤費用の比較（2010年4月現在）

処方		薬剤料(A) (先発品11品目)	薬剤料(B) (変更可能な7品目を安価な後発品に変更)	院内・処方・調剤料			院内合計 (C)
				処方料	調剤料	加算等	
○ペルサンチン錠25mg	4錠	25点×28日分	17点×28日分	107	9	10	126
○アイトロール錠20mg	2錠						
○ワソラン錠40mg	2錠						
○コランチル顆粒	2 g						
○イサロン顆粒	0.8 g			院外・処方・調剤料等			院外合計 (D)
○セロケン錠20mg	4錠			処方箋料	薬局調剤	加算等	
△ランデル錠20mg	2錠						
内服1日2回 朝夕食後服用 28日分							
△アマリール1mg錠 内服1日2回 朝夕食直前	2錠	4点×28日分	4点×28日分	105	243	148	496
△リバロ錠1mg 内服1日1回 夕食g後服用	4錠	29点×28日分	29点×28日分				
○レンドルミンD錠0.25mg 内服1日1回 寝る前服用	1錠	3点×28日分	1点×28日分	後発品使用による点数低下分 (A)2492点→(B)2212点：280点 院外処方であるため調剤料等増加分 (D)496点－(C)126点＝370点			
△プラビックス錠75mg 内服1日1回 朝食後服用	1錠	28点×28日分	28点×28日分				
		合計2492点	合計2212点				

※注1 ○：ジェネリックがある先発薬、△：ジェネリックなしの先発薬
※注2 薬剤の投与量は1日量で表示。調剤薬局の調剤料等はジェネリックの調剤率や職員の体制等で異なる

医療費の削減になるのか疑問の声もあがっています。

ジェネリックで医療費は安くならない

ここでは紙面の制約で1例だけの比較ですが、上の表を見てください。慢性疾患の患者への投薬の際の、❶先発品について可能なものはジェネリックに変更した場合の変更前後の薬剤料、❷院内処方と院外処方の場合の調剤料などの2点を比較したものです。

高血圧、糖尿病、高コレステロール血症などの患者への投薬の事例ですが、変更可能な7つの薬剤は一番安価なジェネリックに置き換えましたが、在庫なしでももう少し高いジェネリックになることもあります。ジェネリックがないものが4つもあって、ジェネリックに置き換えても11%減、4週間分で280点の引き下げに止まりました。

別の例では処方された薬剤がすべて、かなり安いジェネリックに変更することが可能で、薬剤料が50%以下に下がることもありました。しかし最近では、保険診療で

新規収載の新薬は特許の関係で「ジェネリックなし」あるいはジェネリックがあってもあまり安くはなりません。つまり、ジェネリックが処方されるケースが多くなれば、一定の医療費抑制ができると思われますが、劇的な抑制効果があるとは言えません。

一方、医療機関で薬を受け取る院内処方と、薬局で薬を受け取る院外処方とを比較すると、院内処方の調剤料などがあまりにも低すぎるのに比べて薬局の調剤料などは高めに設定されています。また、院内の処方料に比べ院外の処方せん料も7種類以上の内服薬処方の場合を除き、高めに設定されています。

09年6月現在、院外処方率は58％ですが、今後も増加が見込まれ、現時点では院外処方の調剤料などが高めであることから、表に示した例では院外処方の調剤料などが院内処方の場合よりも３７０点高くなります。この院外処方に切り替えた際の増加分は、ジェネリックに置き換えた際の薬剤料の減少分を上回っています。もちろん薬剤料が大きく減少して、院外処方の報酬が引き下げられることも考えられるので、この1例で結論は出せませんが、厚労省は医療費を下げたいと言いながら、患者には手間がかかる上に割高な院外処方を推進するというちぐはぐな対応をしているのです。

ジェネリックの問題点は解決されたのか

ジェネリックは先発品のコピー品でそのものではなく、効き目も80～１２０％の許容範囲があって、効き目が一定でないうえに他の面でも品質上の問題があります。また製造している企業も大小さまざまであり、品質管理のレベルも異なります。現に期待した治療効果が上がらないので先発品に戻す事例が出てきています。

さらに1つの薬剤のジェネリックなのに最初に作られたジェネリックは先発品の薬価の7割程度、それに続くものは7割よりも低く薬価が数段階に分かれて、先発品の2割程度の薬価になっているものもあります。それに加え、流通量が少なく手に入らない、効能・効果があると承認されている傷病名が先発医薬品と比べて少なく投与できる患者が限定される場合がある、副作用を含めた情報提供が不十分、包装が粗雑であるなどの問題が指摘されています。

品質の問題で、薬剤が吸収されて効果が期待できるかどうかに関係がある溶出試験などは比較的よく行なわれていますが、長期間の投薬が増加する中で是非必要な長期保存試験、高温、低温などの悪条件の中でも品質が変化しないかなどの過酷試験などが不充分という声もあります。

医療先進国ではジェネリックが多用されている、ただし前提が異なる

欧米では普遍化した社会的資源としてジェネリックが多用されて、医薬品の数量シェアの60％以上になっている国もあります。各国の薬務行政はマチマチであり、諸外国においては後発医薬品の問題点はそれぞれ克服されているようです。

たとえばフランスでは1995年以降、薬剤師による代替調剤（同一薬効の別の薬剤を調剤）の公認、ジェネリックを処方した薬局のマージンに対する優遇措置、参照価格制度（一定の価格を超えた薬剤について、超えた分の費用は患者負担）を導入し安価なジェネリック使用を促す、政府による一般国民向けのジェネリック医薬品の情報提供や使用促進キャンペーンなどの施策を実施しています。90年代を通して使用促進策が推進され、07年のフランスにおけるジェネリックのシェアは数量ベースで39％で、今後も上昇が見込まれます。

今後、日本ではどうすべきか

薬価全体を見ますと、新薬の薬価は高すぎます。多くの人が待ち焦がれた必要不可欠で画期的な薬を除いて、新薬として使用され一定期間が経過した後にわずかな付加価値をつけてリニューアルした薬剤や2つ以上の薬剤の合剤など、いわゆる「ゾロ新」といわれる新薬に高い薬価がついていることが最大の問題です。「ゾロ新」が保険診療用の薬剤に新規収載されると、しばらくはジェネリックも製造不可で、実際には既存の薬剤と変わらないのに高薬価がつけられ、医薬品業界に医療費がどんどん吸い込まれてしまいます。薬価問題を後発品使用促進だけに矮小化しているのは間違いで、この問題を重点的に改善すべきです。

さらに、厚労省はジェネリック使用促進を図っていますが、08年度の点数改定影響調査では「後発品に変更可」の処方せんのうち、実際にジェネリックに変更されたのは6・1%に止まっています。そこで新たな対策として、後発医薬品使用促進を周知徹底する場を増やすことや「後発品を絶対に使用しない」などの極端な場合は、直接医師に働きかけるなどの方針が、09年5月の中央医療協議会で示されましたが、主治医の裁量で薬剤は選択すべきでこの方針は行き過ぎとの声もあげられています。

いわゆる「ゾロ新」に高薬価をつけることは即刻中止し、ジェネリックの品質の向上、流通・情報提供体制強化対策を行ない、薬価もそれに見あったものとする必要があります。厚労省の指導によるのではなく、自発的に使いたくなるようなジェネリックにしていく必要があります。

21 厚労省の愚行によりモラルはますます低下し、日本の介護システムが存続の危機に陥るこれだけの理由

澤田石 順（鶴巻温泉病院医師）

介護サービスの給付制限という制度的欠陥

1980年から05年の間に世帯の構成は、親と未婚の子ども世帯が全世帯の10・5％から16・2％へ、夫婦2人は16・2％から29・2％、高齢者単独が10・7％から22％に、三世代同居世帯は50・1％から21・3％に変化しました。高齢者単独が増加し、介護が必要なお年寄りの面倒をみられない世帯がどんどん増加してきました。この事態を背景にして、社会全体で介護支援するためのシステムとして、2000年に介護保険制度が創設されたのです。

介護とは一人で排泄できないなどの「具体的」な能力不足を埋め合わせる援助ですから、お金ではなくサービスが「現物給付」されます。必要なサービスは要介護者の生活状況を調査して専門職が決定すべきですが、制度がそのようにはなっていません。上限金額が数段階の要介護度ごとに定められており、要介護度は生活能力の不足度合いによって半ば機械的に決定されます。上限金額を超えた分は自己負担になってしまいます。

要介護者の家族が日中家に居るか否かによって、「必要」なサービス量が変わることは自明です。家族の「介

護力」が不足している分だけ上限金額を上乗せする仕組みがないのです。病院から自宅に引き取りたくても、限度額を超えた分のお金を払えないために自宅に引き取れないケースがたくさんあります。

家族の介護力（経済力）不足のために療養型病院に入院している患者を厚労省は「社会的入院」と呼んで問題視していますが、「必要な介護」を与えることができない介護保険制度そのものが「社会的入院」を生み出している側面があります。必要な援助があれば、在宅での生活が可能にもかかわらず、地域に介護サービス資源が不足しているための「社会的入院」もあります。

厚労省は、支給限度額制度を撤廃すべきだ

私が担当した患者さんの例を紹介しましょう。2人の高齢男性が脳卒中を患い半身不随となり、リハビリによって「見守り必須」の条件でどうにか歩けるようになりました。Aさんは50代独身の娘さん（月収20万円）と二人暮らし。Bさんは妻も息子のお嫁さんも共に介護可能でした。

Aさんの娘さんが仕事から帰宅するのは夜7時です。週に5日のデイサービスとヘルパー派遣で限度額を超えてしまい、自己負担が8万円ほどになると判明しました。調べてみたらデイサービスは週4日しか利用できないことがわかり、自費で毎週一回朝から夕方までヘルパーを雇うと月に4万円以上かかり、自己負担総計が12万円以上になると判明しました。施設入所なら安いところで月10万円ほどで済むので、結局Aさんは施設に入所しました。あと4万円程の上乗せができたらヘルパーさんを1日雇うことができ、Aさんは自宅で生活できたかもしれません。

Bさんは自宅に退院することができ、介護保険からはベッドを借りる費用程度の支出で済んでいます。Bさん

表④　平成21年4月審査分

要介護度	支給限度額	居宅支給額	施設支給額	全体の支給額（厚労省）
要介護1	165,800円	7.1万(43%)	23.2万(140%)	9.9万(60%)
要介護2	194,800円	9.4万(48%)	25.0万(128%)	11.4万(58%)
要介護3	267,500円	13.1万(48%)	26.8万(100%)	19.5万(72%)
要介護4	306,000円	16.6万(54%)	29.1万(95%)	24.3万(79%)
要介護5	358,300円	20.0万(56%)	32.0万(89%)	28.3万(79%)

（　）内のパーセントは限度額に対する割合

の余った分をAさんに分けてあげることができたらなと思ってしまいます。

在宅の要介護者は限度額ぎりぎりまでサービスを受けているのでしょうか？　上の表をみてください。厚労省のデータ（09年4月）によると、要介護3（限度額は26・8万円）で居宅サービスの月平均は13・1万円と限度額の48％に過ぎません。要介護3の全体（施設入所者を含む）でも19・5万円と72％に過ぎないのです。

他の介護度においても同様で、総じて限度額の6割ほどしか実際には給付されていません。介護力十分な家族がいる時には在宅介護が実現して「お金が余り」、介護力が不足すると上限金額では足りないため施設での介護になっているケースが多いと考えられます。

もっと多くの要介護者が、家族と暮らせるように支給限度額制度を撤廃すべきなのです。支給限度額の撤廃は、膨大な金銭的・時間的コストを必要としている介護度認定手続を不要にするという効果もあり、一石二鳥です。現場の介護専門職の自主的判断に任せるべきでしょう。

厚労省は「必要ない」介護サービスを行なう不心得者の出現を危惧して厳しく規制をかけますが、そのことが真面目に仕事をしている圧倒的多数の専門職のやる気を阻害し、要介護者とその家族に不利益をもたらし、そればかりか膨大な時間とお金を浪費していることにいつになったら気づくのでしょうか。

自己負担金支払い制度の廃止が必要

介護サービスは生きていく上での「不足」を埋める「現物給付」ですから、金銭による自己負担（1割）の導入はそもそも間違っています。たとえば、目の前に餓死寸前の人がいたとします。普通の人はその方に食べ物を「現物給付」してあげます。1割のお金を払わないと食べ物を恵まないなぞというのは論外です。現物給付だから自己負担があって当然という理屈が成立するものでしょうか？

年金生活の独居老人が月に30万円分の介護サービスを必要とするとき、自己負担分の2万円なら何とかやりくりできるので、「28万円分の介護サービス」を要望しても1割負担の2・8万円があるため、2万円の自己負担で済ますためには20万円分の介護サービスしか受けられないのです。必要量の3分の2の介護では生きていけません。自己負担金は経済的弱者の介護サービスを受けにくくする効果しかありません。乏しい年金から医療保険と介護保険を払っているお年寄りが要介護状態となったら、新たな自己負担金を課されるというのはトンデモない制度です。

介護職は「10を超えるK」で慢性的人手不足

給料が安い、きつい、汚い、危険、休暇がない、休憩もとれない、化粧がのらない、結婚できない、子どもがつくれない、希望がもてない、離職する、勤続年数が短い……。厚労省と介護労働安定センターの調査（07年）によると、全産業の平均月給は33万円（平均41歳）、介護職員は17・9万円（平均42・5歳）です。

介護職員は給料が安いだけではありません。事業所に必要な人員を確保するだけの収入がないため、過重かつ長時間の労働を強いられています。悲惨な状況を知っているはずの厚労省は、２年ごとに介護報酬を値下げしてさらに悪化させました。介護職の離職率は全産業平均よりかなり高く、介護福祉士の養成施設の半数以上は定員割れとなり、廃校を余儀なくされるところもでてきています。制度そのものの存続が危ぶまれている状況なのです。介護報酬全体を底上げ（少なくとも2割）して、40歳になったら30万円くらいはもらえるようにするべきでしょう。

「社会的入院」は医療費のムダか!?

在宅介護（医療）は「社会的入院」より本当に安上がりなのでしょうか？　この設問には医療経済学的研究のみが回答できます（厚労省には能力も資格もなし）。この分野でもっとも信頼できる学者の一人、二木立《にきりゅう》氏（日本福祉大学教授）は「在宅医療・介護は安上がりではない」と証拠を提示して論証してきました。二木氏は欧米諸国の研究を分析し、「驚くべきことに、費用に家族の介護費用を含めず、公的医療費・福祉費に狭く限定した場合にさえ、地域ケアのほうが費用を増加させるとする報告が多い」ことを示しました（『日本の医療費』医学書院）。

「100人の子供の教育を各家庭でするよりも、学校でまとめてするほうが安上がり」に決まっています。私の病棟は50床で全員要介護ですが、夜間は３人で50人の世話をしています。一箇所にまとまっているから効率的にできるのです。50名が自宅に戻ると少なくとも50人の家族が介護しなければなりません。

ヨーロッパの先進国では、プロが在宅で介護するシステムなので、家族が仕事を辞めなければならないようなことは基本的にありません。そのかわり、ヨーロッパ先進国の社会保障負担は日本よりはるかに重くなっています。在宅介護の充実は施設・病院でのそれよりも費用がかかるという当たり前のことを厚労省も財務省もまったくわかってないのです。

厚労省は「社会的入院」患者の行き場を減らしたり（療養病床数削減）、病院への診療報酬を減額（一般病棟に入院している後期高齢者の入院が90日を超えると1日当たり9280円しか保険から払われなくなり、しかも検査と治療に保険からお金が出なくなる）*することで、病院が無理矢理、患者を自宅に退院させるようにしむけています。この政策は新たな貧困世帯を生み出す効果しかなく、総じて「社会的費用」は増大すると考えられます。なぜならば、患者を自宅で介護するために家族が仕事を辞めて、貧困世帯化すると、所得税と年金・健康保険税を払えなくなり（税収減）、ついには生活保護化（公費支出増加）し、結果として「社会的費用」が増大するからです。

これから要介護者はますます増加し、療養型病床の必要が増しますが、厚労省の政策はこれに逆行して削減しています。また、有害な介護保険の上限金額を廃止しないばかりか、要介護度認定の方法を介護度が低くなるように「改正」（09年度）して介護給付の抑制をさらに強化しました。

これらの政策は介護難民（家族も含む）の増加、貧困世帯の増加と、貧困世帯のさらなる困窮化をもたらし、結果として社会的費用を増加させる愚行という他ありません。こんなことを続けていたら、景気の回復など望めなく、税収が減り、社会のモラルもますます低下し、日本国そのものが存続の危機に陥るのではないでしょうか。

*民主党は廃止を唱えていたが、2010年度から全年齢が対象となった

参考文献：『高齢社会白書』平成19年版　内閣府

22 医療費の財源問題を真剣に考える時がやってきた

山口 聡（日本経済新聞社・編集委員）

いったい医療にいくらお金が必要なのか

日本の医療は崩壊の危機に直面しています。その大きな原因の一つは医療に十分なお金をかけてこなかったことにあります。

とはいっても、日本の医療にはこれからいったいどれぐらいお金をかけていく必要があるのでしょうか。そのとき、わたしたち国民の負担はどうなるのでしょうか。

08年11月に「社会保障国民会議」という首相の諮問機関が、必要額を推計した報告書をまとめています。これをもとに見てみましょう。日本では医療と介護が密接不可分に結びついていますので、必要となる費用は医療と介護を合わせた額で見ることにします。現状の医療・介護費は約41兆円（GDPの7・9%）です。この費用を私たちが払う税金と健康保険料などの社会保険料、患者が医療機関の窓口で払う負担金で賄っています。

「社会保障国民会議」は15年後の2025年、医師不足などの現状を放置したままでも、高齢者が増えていくことで必要となる医療・介護費は85兆円程度（GDP比11%程度）と推計しています。一方、医師不足を解消し、救急医療をきちんと機能させ、医療と介護の効率的な役割分担を進めるなどの改革を実施した場合には、もう少し必要額は増え、91兆から94兆円（GDP比12％程度）になるといいます。

望ましいのは改革を実施した場合です。今の2倍以上になるので、そんな負担はできるのかと考えてしまうところですが、試算には一定の前提があります。日本の経済も少しずつは成長していると見ます。今は不況ですが、長期的に見れば私たちの給料も、世の中の物価も少しずつは上がっているだろうと想定しているのです。ですから、今現在の状況で負担が2倍以上になるというのとは少し違います。そのことを理解するには、GDPに対し介護・医療費がどの程度の比率を占めるかを見ればよいでしょう。GDPとはその国が生む富の全体です。今の医療・介護費は富の約8％。これが2025年には12％程度となるのですから、確かに負担は増えますが2倍とは違います。

試算に戻ります。2025年になっても税の制度などがいまのままだとすると、2025年には医療・介護費を賄うための税は14兆円足りなくなります。これを消費税で賄おうと思えばいまよりも税率を4％ほど上げなくてはなりません。同時に健康保険料など社会保険料も上がっていきます。

ただ、医療・介護だけにお金が必要なわけではありません。社会保障全体で見れば、年金や少子化対策などにもお金が必要です。「社会保障国民会議」の報告書では、これらをすべて合計して2025年には、20兆円を超える額の税金、消費税率に換算して6％程度の税金が新たに必要になるとしています。いまの消費税率は5％ですから、単純に足しても11％にしなくてはならないわけです。先ほどもふれたように、この他に社会保険料の負担増も受入れる必要があります。人口が高齢化するなかで必要十分な社会保障制度をきちんと機能させるためにはお金がかかるものなのです。

無駄遣いの削減でなんとかなるのか

医療には膨大な費用が必要ですが、これをどう賄うのかについては、さまざまな見解があります。

まず1つ目は、公的制度を縮小するという主張です。税金や社会保険料を投入する公的な制度を前提としているから、国民の負担がどんどん増えるのであって、公的制度を縮小してしまえば、そんな税金は払わなくてよくなるという考え方です。

この考え方には非常に大きな問題があります。大きな手術を受けたりすると数百万円の医療費がかかることはざらで、介護にしても毎月数十万円の費用がかかることがあります。だれもが気軽に払える額ではありません。だからこそ、国民や企業が保険料や税金を出し合い、公的な保険制度によって、万が一に備えて助け合っているのです。仮に公的制度を縮小すれば、多くの人が受けられる医療や介護は必要最小限のものだけとなって、それ以上の医療・介護は個人の所得によって受けられたり、受けられなかったりするという状況が生まれかねません。こういう欠点を考慮すると、やはり公的保険制度をしっかり機能させ、そのために相応のお金をそこにつぎ込むことが不可欠になります。

2つ目は、公的制度を充実させるとしても、必要な財源を国民が新たに負担する必要はないとの考え方です。いまの政府の予算の使い方にはむだなもの、非効率なものが一杯あって、それらを取り除いていけば、必要な財源は生まれて、消費税を上げたりしなくてもよいのではないかという考え方です。ただこの考え方にも少し無理がありそうです。

現在の国の予算を見てみましょう。10年度の一般会計予算額は92兆円です。ここから国債（国の借金）を返済するための費用と地方交付税交付金を除くと53兆円余りとなります。これが国の政策に使える一般歳出です。この一般歳出のうちの半分が社会保障関係費（公的医療保険や介護保険、年金などの国の負担部分）によって占められています。社会保障関係費だけがどんどん伸びており、他の項目は多くが減っています。１９６５年から75年までの時期は公共事業費が一般歳出の20％以上を占めていましたが、10年度当初予算では11％にまで落ちています。防衛費は９％を占めていますが、国際関係の中で決まる部分があり、ただ単に減らせるというものでもありません。よく公共事業費や防衛費を減らして医療費に回せという声がありますが、そのような余地は以前に比べると小さくなっているのです。

図⑰　平成22年度一般会計歳出の構成

国の予算の中で社会保障はすでに大きな比重を占めている

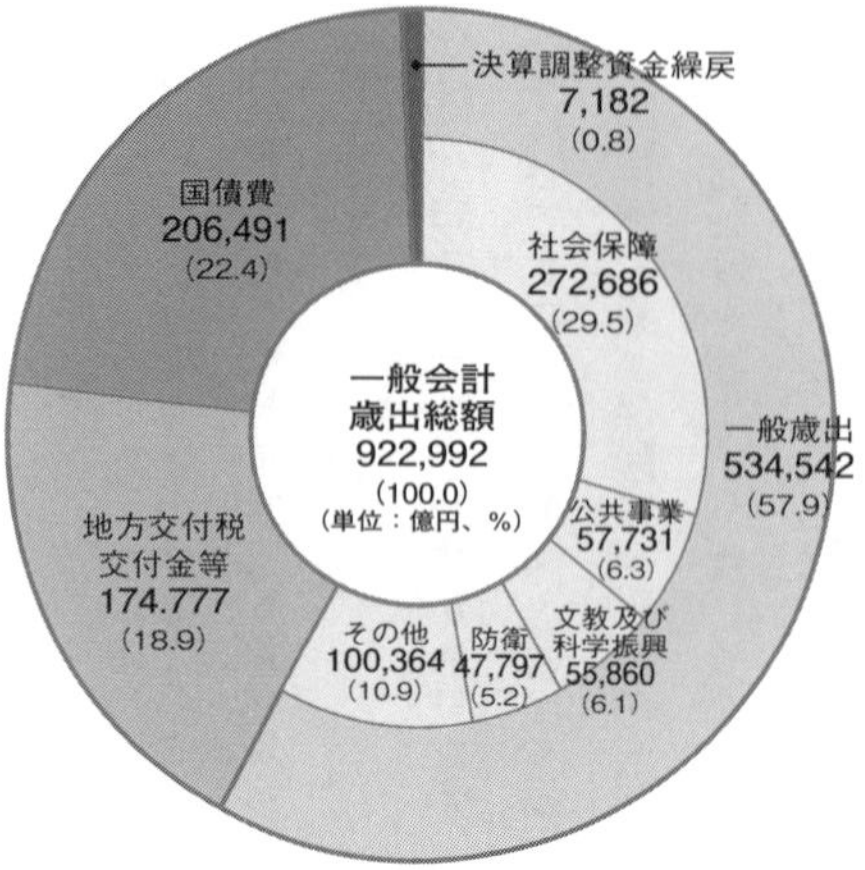

特別会計というところにもむだな予算が一杯あるだろうといわれています。特別会計とは特定の事業目的ごとにつくられた会計で、特定の収入を持つ場合もあって、一般会計とは一緒に処理できないものです。年金特別会計など30ほどもあります。

たしかに特別会計の中にはすぐに使わない不要不急の「積立金」を持っているケースもあり、「霞が関埋蔵金」などと呼ばれています。この特別会計の内実が明らかになるにつれ、国は批判を浴びたため、２００９年度予算などで、これらのお金を取り崩し、他に必要なところに回しています。ただ、「積立金」は過去のお金の集積ですから、使ってしまえばなくなります。医療費などのように毎年必要となる政策の安定財源とするのはむずかしい面もあります。

公的な医療制度を充実させるため、その財源を探す際には、日本は先進国では最悪の借金国であるという現実をしっかり認識しておく必要もあります。国と地方の債務残高は800兆円もあり、GDP（国内総生産）を大きく上回っています。もし、財政に余裕ができたとすれば、この巨額の借金を返済するためにも使わなければなりません。予算のむだを削って医療費に回せ、それで全部賄えといっても、なかなか厳しい面があるのは確かなのです。

増税を含めて真剣な議論が必要になっている

私たち国民は医療の財源調達についてどう考えればいいのでしょうか。他の分野のお金を削って、それで事足りるかというとなかなか困難で、むだの排除が最優先とばかり言っていては、崩れつつある医療が本当に崩壊してしまいかねません。

近いうちに税負担や社会保険料の増加を真剣に検討せざるを得ない状況がやってくるでしょう。医療費・教育費の一切が公的負担で行なわれている高福祉社会を実現した北欧諸国では、消費税率が25％といった国もあり、ヨーロッパでは10％以上の税率が一般的です。高福祉社会を目指す際、日本でも消費税の引き上げによってそれを実現する選択肢もあります。ただ、不況の真っ只中で実施するわけにはいかず、低所得者対策なども必要となるでしょう。生活必需品には低い税率を掛けるなどの多段階税率といった手法もあります。さまざまな角度からの検討が必要でしょう。

もちろん、新たな財源は消費税だけに求められるものではありません。高額所得者になんらかの形でいま以上の負担してもらったり、相続税を強化するなどの方策もあります。国際的な競争力を考慮に入れながら、企業にも相応の負担をしてもらう必要もあるでしょう。高所得者や利益を出している企業を中心に今よりも多くの社会保険料を払ってもらう手もあります。

増税をすることで役人が得をするようなことはあってはなりません。国民が税金の使い道を厳しく監視する必要があります。そのうえで、国民にとって必要な事業にきちんと税金が使われるのであれば、増税を一方的に拒否する必要はなく、反対ばかりでは医療改革の方向性が見えてこないのではないでしょうか。よりよい医療を受けるには、明確な財源が必要で、自ずと国・国民・企業による負担が必要なのです。

Column

腕のいい医者ほど儲からない ヘンな診療報酬の仕組み

申 偉秀（関町内科クリニック医師）

日本の医療保険制度は、国が一つひとつの診療行為の報酬を決める公定価格を採用しています。厚生労働省が基本的な方針を決め、それを受けて中央社会保険医療協議会（中医協）というところが「初診料は270点」「胃のポリープ切除は1万400点」（1点は10円）など具体的な診療報酬を決めていきます。原則的に投薬や検査などの診療報酬を積み上げたものが1回当たりの医療費で、医療機関はこの収入で人件費や検査費用、手術に使う薬剤や医療材料などをまかないます。しかし、簡単な治療の点数が高かったり、治療に時間と手間のかかる割に低い点数のものもあり、合理的な根拠がありません。決定プロセスも不透明で矛盾だらけです。

中でも首をかしげるのが「外来管理加算」における5分ルールです。外来管理加算は一定の投薬や手術を行なわない外来患者への治療説明に対する診療報酬ですが、08年の改定で「おおむね5分を超える」という時間要件が課せられました。患者への説明が5分を超えないとこの診療報酬が支払われないのです。治療内容によっては説明に時間を要するものもありますが、インフルエンザのように検査結果が出たら速やかに帰宅して安静にすべき病気もあります。ここで5分間も患者に説明することよりも早めに帰宅を促して安静を勧めることが重要なのです。

この例のような、現場を無視した改定によって、患者が多い小児科などが「支払基金」に請求した外来管理加算が認められず、経営が悪化したり閉院に追い込まれたところもあります。働いても働いてもお金にならない医療行為というのは不思議じゃありませんか。（外来管理加算における時間要件は、現場の医師などの反対もあって、2010年の改定で撤廃されました。）

医療機関の閉鎖で不利益を被るのは、医療にかかれなくなる患者やその家族です。いびつな構造を改めるには、中医協だけに診療報酬の決定を任せずに、患者、市民、法律家などの代表も参加すべきでしょう。また、何から何まで一括して勘定する（DPCなど）のではなく、オンライン請求によって集まったデータをもとに、ひとつの診療行為に対するドクターフィー（医師への直接支払報酬）、看護師や事務の人件費、薬剤費などの細目を設け、それぞれに合理的で説得性のある金額を決めるなどして、新たな診療報酬体系を作り上げる必要があります。

医療費には、窓口負担以外にも保険料や税金など国民のお金がたくさん投入されています。医療を守るためには、必要なところに適正なお金が届くように声を上げることも大切です。

第４章

患者と医療従事者が信頼関係を築くために

23 医療事故の原因究明はどうあるべきか?

山口 聡(日本経済新聞社・編集委員)

大野病院事件の衝撃

2004年12月、福島県立大野病院で帝王切開手術を受けていた29歳の女性が、大量出血で亡くなりました。06年2月、福島県警はこの執刀医を業務上過失致死と医師法違反(異常死の届出義務違反)の容疑で逮捕、起訴します。この事件は医療界に大きな影響を与えることになりました。

女性は、胎盤が子宮とくっつきはがれにくくなっている「癒着胎盤」という状態でした。執刀医はこれを無理にはがそうとして大量出血を招いたと見なされて、逮捕されました。ところが、事件の詳細が明らかになるにつれ、全国の産婦人科医から、「癒着胎盤は事前にはわかりにくく、治療の難度も高い」「執刀医は与えられた環境の中でできる限りの対応をとっている」など逮捕への批判が巻き起こりました。

ちょうど、医師不足、とくに産婦人科医不足で全国の産婦人科医の労働量は増すばかりの時期でもあり、「精一杯の治療をして、それで刑事責任を問われるというのでは、もう産科医療はやっていられない」と、医師たちの怒りにもつながっていったのです。

「医療安全調査委員会」の構想が浮上

このような声も影響したのか、08年8月、福島地裁は被告人を無罪とする判決を言い渡し、検察も控訴しなかったので、無罪が確定しました。一件落着とはなったものの、患者の遺族からすると、「では一体何が悪くて死ななければならなかったのか」が不透明なままです。その一方で、医師側には「医療のことを知らない警察や検察が医療事故を調べると、事情を知らずに判断され、逮捕・起訴されかねない」との不安が残りました。そこで、大野病院事件が起こってから、医療にまつわる死亡事故に関しては、医療の専門家からなる調査組織をつくって、そこで原因を究明すべきであるとの考えが急速に具体化し、それが「医療安全調査委員会」（医療版事故調）構想として具体化していきました。

医学的見地から調査分析

厚生労働省は08年春には、医療安全調査委員会の具体的な内容をほぼ固めました。設置のための法案大綱もできています。それによると、全体をとりまとめる中央委員会と、各地域で実際に調査を担当する地方委員会が置かれることになります。それぞれ医師や法律関係者、患者代表などで構成します。医療死亡事故が発生した医療機関は委員会に届け出て、委員会は客観的・専門的見地から状況を調べ報告書をまとめます。

報告書は事故の再発防止に役立てるため公表されるほか、医療側の故意や重大な過失があった場合は警察へ通報することにもなっており、場合によっては刑事事件に発展する可能性も残しました。また再発防止に必要であれば、医療者に対して行政処分が行なわれる可能性もあります。ただし、委員会は医療死亡事故の原因究明と再発防止を目的とし、医師らの責任追及は目的としないことも明記しています。

患者は期待、医師は賛否両論

この委員会設置について、医療事故被害者の団体など患者側はおおむね好意的な反応を示しています。これまでは医療事故に遭った患者やその遺族に対して、医療機関側から十分な説明も謝罪もないといったケースが珍しくなかったといいます。真相を確かめようと民事裁判を起こしても、時間と費用をかけた挙句、核心部分は不透明なままで終わるといったことも見受けられました。専門家の第三者が調べてくれることに期待が集まります。

ところが、医師の中ではこの「医療安全調査委員会」の構想に対して意見が分かれています。賛成派は司法の手で調べられるよりも、同業の専門家が客観的に調べてくれるほうがよいなどの理由ですが、反対派は「警察への通報の基準があいまいで、刑事責任の追及に使われる」「行政が医療に対して無用な介入を強める」「原因究明の報告書が民事の損害賠償請求訴訟に利用される」などと声を上げています。結局は医療が疲弊してしまい、患者のためにもならないというのです。このような反対意見を前にして、09年末の段階では、委員会の設置法案は国会に提出する目処《めど》も立たない状況が続いています。

「産科医療補償」の新構想

09年1月、医療事故被害を救済するための一つの制度が新たに動き出しました。産科医療補償制度です。これは出産時の事故で重度の脳性まひ児が生まれた場合、介護・看護費用として一時金や分割金で合計3000万円が支給される仕組みです。国内の分娩を行なう医療機関のほぼすべてがこの制度に加入しているので、これから出産するほぼすべての人が万一の場合にこの制度で補償を受けることができるようになります。

お産は予期せぬ事故に遭う確率が比較的高い医療分野です。事故が起こると喜ぶべき事柄が一転して悲劇に変わるだけに、患者側の失望も大きく、医療機関側とのトラブルにまで発展しやすいと言われます。とはいえ、損害賠償を求める民事訴訟を起こしても、真相はわからずじまいで、患者が勝てるとも限りません。障害を負った子どもを育てるために多額の費用がかかりますが、医療側に過失があったと認められないと、医療機関が加入している損害賠償責任保険から保険金も出ません。

そこで、医療側に過失がなかったとしても、患者のために、とにかく保険金を出そうというのが新しい制度です。「無過失保険」ともいわれます。脳性まひ児が生まれた場合には、介護費用を支払うだけでなく、専門家による調査組織によってその原因も調査され、再発防止ための報告書がまとめられます。

しかし、この制度は妊産婦側からも医師側からも評判が良くない点があります。妊産婦側とすれば、未熟児が対象外になっているなど補償範囲が限定されていることなどが問題で、医師側からは「医療安全調査委員会」の構想と同じく、原因究明の報告書が刑事責任追及に利用されないかなどの懸念があります。

ただ、これまでは何の補償も受けることができなかった人がいたことを考えると、新制度は一歩前進ではあります。今後、医療側と患者側の意見も取り入れて、よりよい形に改良していくことが求められます。

医療機関が自ら説明責任を果たすことが大前提

難航している医療安全調査委員会設置構想についても同じようなことがいえるのかもしれません。いまのままでは救われない患者・遺族がいるならば、何らかの工夫で新しい取り組みも必要になるのではないでしょうか。

そしてなによりも、医療事故が起こってしまったときの大前提として、医療機関側が誠実に十分な説明責任を果たすことが求められます。大病院などには院内に「事故調査委員会」を設けているところもあります。こういう組織を十分に機能させて、医療者が自らを律していくことも欠かせません。

医療訴訟を起こした被害者から「病院側が真摯な態度で説明し、謝罪してくれさえすれば、裁判を起こすことなどなかった」という話を聞いたことがあります。患者は医療に関しては弱い立場です。専門的なことはわからないことも多いのです。医療者がいつもそういう患者の立場を慮《おもんぱか》って対応するようになれば、無用なトラブルは減るかもしれません。

24

「お互い被害者」の患者-医療者関係からお互いを尊重し合意をめざす関係へ

尾藤 誠司（東京医療センター教育研修部臨床研修科医長、臨床研究センター臨床疫学研究室長）

異文化コミュニケーションとしての患者-医療者の関係

現代のわが国の医療を見ていると、不思議な状況になっていると私は感じています。医療を提供する側も医療を受ける側も、なにか、双方が被害者意識を持ってしまっている気がするのです。一方では、「ドクター・ハラスメント」なる言葉に象徴されるような、医療者からの患者や患者家族に対する心無い言葉への批判があり、最近では、「モンスター・ペイシェント」なる、医療者を困惑させる患者を表現した言葉も出現し始めています。

しかしながら、医療者の視点から「ドクター・ハラスメント」とされる事例を見た場合、医療者側に患者に対する悪意があるわけでもなければ、論理的に間違ったことを言っているわけでもないことが大半です。おそらく、そこにあるのは患者の事情や心情に対する医療者側の配慮の欠落なのかと思います。

また、医療関係者などが最近使い出した「モンスター・ペイシェント」の事例でも、医療者の側から見てきわめて理不尽と映る患者の言動や行動でも、多くの場合、人として十分に理解可能な不安に基づいています。

現在の医療における「患者-医療者」関係は、医療者側と患者側双方が自分たちの正しさと相手の不正を主張し、責任の所在を相手に浴びせた上、自分たちの被害者意識が増大しているという実に不幸な構図になっているように感じます。この不幸な構図を何とか解き放すためのコンセプトが、いまの医療には必要です。

いま私は、「患者側」という言葉を使用しましたが、おそらく「患者」という文化背景を持った人の集団というのは、一部特殊な場合を除いては存在しません。患者は好き好んで患者になるわけではなく、生活者が、何らかの具合の悪さを持ったとき、患者になります。その観点から考えれば、患者側が特殊でいびつな考え方を共通にする、ということは極めて考えにくいわけです。患者と医療者の関係において、共通するような齟齬《そご》が生じるとすれば、それはむしろ医療者側が共通に持っている常識や約束に基づくものであると考えるほうが自然でしょう。

翻《ひるがえ》って、医療者側はどうでしょうか？　医師をその代表とする医療専門職のグループには、その素地、教育課程、医療現場での経験の中で、ある共通した思考過程や価値観を持つようになる傾向があると私は考えています。端的に言うと、その価値観とは、「問題には唯一の正解がある。そして、その正解は、誰に対しても一様にあてはまる」というような考え方です。

たとえば、「異常（値）は、正常に修正されなければならない」とか、「原因としての病気があって、はじめて治療がある」というような考え方です。自然科学においては当たり前かもしれないこの価値観は、人と人との関係性の中で医療の現場においてしばしば不幸を生んでいます。私は、医療専門職の持つこのような考え方を「医師アタマ」と名づけているのですが、現在、患者‐医療者間で起こっている不都合は、医療専門職の持つこの「医師アタマ」と、一般社会との異文化コミュニケーションが生み出していると考えています。

「医師アタマ」と父権主義

「医師アタマ」は、相当に強固な価値観の世界なので、実はこれを覆すことはなかなか困難です。さらに、医療専門職が患者の利益となる役割を果たすためには、ある意味このような考え方は重要でもあるのです。しかしながら、従来の医療において問題であったのは、医療者が、「医師アタマ」の考え方に忠実すぎるあまり、患者の選好や事情、権利についてあまりに頓着しなさすぎたところにあります。

医療者側から見た価値観の患者への押し付けは、「パターナリズム」（父権主義）と言われます。この場合、強い立場にある医師が、弱い立場にある患者に対して、患者のためになるとしてその意志に反してでも、介入・干渉することをいいます。このパターナリズム的な考え方、すなわち専門職が「患者のため」として感じていた親心は、患者の視点に立てば専門家の傲慢な態度でもあり、それはしばしば患者自身に不利益をもたらすものでもあります。

がんの本人への非告知を前提として手術や化学療法が行なわれるようなことは、医療者のパターナリズムに基づく典型的なケースとして、最近では悪しきものとして強い批判にさらされるようになってきています。新聞などで目にする医療者への批判の多くは、パターナリズム的な視点で医療者が行なった医療に対する独善性や、患者の事情に対する配慮のなさに基づいています。

患者と医療者がともに考えるインフォームド・コンセント

パターナリズム医療の批判を背景に推進されているのが、医療行為を行なう上でのインフォームド・コンセントです。医療を受ける側には自分の状態や受ける医療の内容について知る権利があり、医療判断の最終的な決定者は特殊な場合を除いては患者自身でなければなりませんし、インフォームド・コンセントは、その基本的な考え方を後押しする重要なプロセスであることは間違いありません。

一方私は、「パターナリズムをやめてインフォームド・コンセントを推進するべし」という流れに対し、懸念も感じています。なぜなら、現在、医師を中心とした医療専門職に起きている変化の中で「パターナリズム」的な姿勢についてダメだしをされた彼らが、専門職としてのプロ意識までも放棄し、単なる技術提供者に転向しつつあると懸念しているからです。

「現在のあなたの病気と状態は○○です。あなたに対しては、現代の医療がとり得る治療法としてはAとBがあります。もちろん治療しないという選択肢もあります。Aの治療の場合は、5年間の生存の割合は○○と高いですが、××という重篤な副作用が××%の確率で起こります。一方、治療BではAよりも安全性は高いですが、治療効果は○○です。無治療は最も安全ですが、治療効果は期待できません。一番よいと思う治療を選ぶ権利があなたにあります」

このような説明は、「患者にわかりやすい説明を丁寧に行ない、その上で患者の自由意思を尊重した医療を行なわなければならない」という大義に基本的に忠実です。しかしながら、ここには専門家としての推奨がありません。また、医学的な価値観を患者の事情とすり合わせていくために、患者が持つ個別の情報を知ろうとする姿勢もここには感じられません。

専門職から何の推奨もないまま、事実と選択肢を提示された専門知識を持たない患者が、自分にとって最もよい判断を行なうことは困難と私は考えます。医療者は医療のプロフェッショナルなのですから、責任を持って患者の最善の判断を支援し、そのために専門家として推奨を行なう義務があると思います。ただ、そこに常に医療を受ける人の個別事情や心情に対する想像力と尊敬の念を持つことが必要なのです。

患者の自律性尊重とともに、専門職としての責任を放棄する医療は決して患者にとっての利益となる医療とは言えません。もともと医療はリスクを対象としている仕事です。リスクに背を向けた医療は、その本来の意義を見失っていきます。患者も、医療者も、お互いリスクを分かち合いながら、その中で患者にとっての最大の健康をともに考えもとめていく医療と、患者・医療者関係のあり方が求められています。

現代の医療者は、患者の利益に寄り添うリスクに耐えられなくなってきています。この状況を解決するためには、補償制度の充実などの構造的な改革は確かに必要かもしれません。しかし、もっと必要なのは、医療を受ける主体と医療の提供者が、実は同じ目的（患者の健康を高めること）を目指していることを理解しあい、そのためにお互いができることを同じ目線で話しあうための、一種の気安さのような雰囲気を医療の中に作っていくことなのかと考えています。

25 医者にかかる10箇条をマスターしよう

山口 育子（NPO法人ささえあい医療人権センターCOML事務局長）

問題のきっかけはコミュニケーションギャップ

「NPO法人ささえあい医療人権センターCOML《コムル》」が活動をスタートしてから20年、日常の活動の柱である全国から届く電話相談は、総数4万7000件を超えました。多くの電話相談に対応していて感じるのは、患者の苦情や不満、悩みのきっかけのほとんどは、医療者とのコミュニケーションギャップだということです。もちろん、説明不足や専門用語の多用には医療側の事情と問題もあります。医療現場に「患者に十分な説明をしなければ」という意識が浸透しても、時間や人手の不足もあり、まだまだ情報は医療者からの一方通行。また、情報が共有できず、一度に提供される情報量の多さなど、患者の理解が追いつかないことも少なくありません。

一方、コミュニケーションギャップが起こることには、患者の側にも問題点があります。説明内容を理解する努力をせず、わかったつもりになる。質問や確認をせず、思い込んでしまう。最初から医師に不信の目を向けている、といった姿勢などです。

なかでも、コミュニケーションギャップが起こりやすい原因の一つとして、同じ言葉でも医療者と患者ではイメージが大きく異なるという問題が挙げられます。「簡単な手術」「よく効く」といった平易な言葉でも、互いの立場から抱くイメージには大きな開きがあります。そのギャップを解消しないままに進むと、「こんなはずではなかった」という結果に発展してしまうのです。

ＣＯＭＬは、患者一人ひとりが「いのちの主人公」「からだの責任者」としての自覚を持ち、「賢い患者になりましょう」を合言葉に活動を続けてきました。患者と医療者が互いにコミュニケーション能力を高め、協働作業で治療をおこなう医療を目指しています。

ＣＯＭＬの考える「賢い患者」とは、まず自分が病気になったという事実をしっかりと受け止め、自覚すること。そして、ドクターから治療方法の選択肢の説明を受け「どういう医療を受けたいか」を考えます。どういう医療を受けたいかを考えたら、つぎはそれをドクターに伝えます。一方的につきつけるのではなく、ドクターの意見も聞きながら、わからないことは質問や確認をしてやりとりし、最終的には自分が受ける治療方法を自己決定する。そういう自立した患者を「賢い患者」と考えています。

しかし病気は突然私たちの日常生活に降りかかってくるだけに、必ずしもいつも冷静に対応できるとは限りません。そのようなときは一人で悩まず、相談できる人や機関を見つけておけば、孤独にならず情報を得ることもできます。

患者の心構え10箇条

ＣＯＭＬでは、１９９８年に厚生労働省の研究班の一員として素案づくりから手がけた小冊子『医者にかかる10箇条』の発行を続けてきました。『医者にかかる10箇条』とは、患者が医療を受けるときの心構えを10項目にまとめたものです。上手な医療機関とのつきあい方をお伝えしたいと思います。

❶伝えたいことはメモして準備

診察室では「緊張して、頭のなかが真っ白になってしまった」「質問しようと思っていたのに、忘れてしまった」という経験をした方は少なくないと思います。ましてや短い診察時間ですから、要領よく伝え、質問するのは簡単なことではありません。そこでメモが役立ちます。言いたいこと、聞きたいことをすべて書き出し、優先順位をつけます。そのなかから上位3、4つをメモに箇条書きにします。メモは診察室で広げてもいいですし、事前に看護師に渡せばカルテにはさんでくれることもあります。

❷対話の始まりはあいさつから

診察室に入ったとき、医師は下を向いてカルテに記入していたり、パソコンに入力していたりすることがよくあります。しかし、日常生活での人間関係の始まりは、やはり「あいさつ」です。患者のほうから積極的にあいさつして人間関係を築きましょう。

❸よりよい関係づくりはあなたにも責任が

コミュニケーションは双方向性ですから、どちらか一方だけが努力しても成立しません。それだけに、よりよい関係づくりには、患者の努力も欠かせないのです。患者の質問の仕方や態度によって、医師のいい感情を引き出すこともあれば、悪い感情を引き出してしまうこともあります。

❹自覚症状と病歴はあなたの伝える大切な情報

たとえどんなに名医と言われる人でも、黙って目の前に座った患者の自覚症状と病歴を言い当てることは不可能です。とくに初診のときは、自覚症状と病歴をスムーズに伝えられるよう、事前に簡潔なメモを準備して持って行くことをお勧めします。

❺これからの見通しを聞きましょう

患者にとって気になるのは「治療を受ければ治るのだろうか」「治るのはいつだろう」ということです。しかし、たとえ医師でも、治るかどうかやその時期を正確に予想することは不可能です。ただ、治療のスケジュールや、治療の目標、日常生活への影響はどのようなことが予想されるかなど、見通しを確認することは可能です。大まかな見通しを知って、患者自身が努力すべきことを考えてみましょう。

❻その後の変化も伝える努力を

症状が悪化した場合、患者は積極的に医師に伝えます。しかし、「よくなった」ときの変化は伝えるのを忘れがちです。よくなったことも含めて、変化を伝えるのを忘れないようにしましょう。

❼大事なことはメモをとって確認

説明を受けた内容やポイントは、持参したメモ用紙に書き留めます。また、医師が専門用語を用いたり、どこの部位か理解できない説明を受けたりすることもあります。そのようなときは「いまの用語を文字で書いてください」「図に描いていただけますか」と頼んでみましょう。

❽納得できないときは何度でも質問を

理解する努力をせず、何度も同じことを繰り返し聞いてもいいという意味ではありません。理解できていないのに、わかったふりをすることが禁物なのです。同じ説明を求めるときは「先ほども説明してもらいましたが、少し把握できていない部分があるので、もう一度お聞きしてもいいですか？」と言い添えて、再度説明を求める配慮も必要です。

❾医療にも不確実なことや限界があることを認識する

残念ながら、すべての病気を治せるほどに医学は進歩していません。また、医師も人間ですから、「絶対」や「完壁」を求めることはできません。不確実性と限界を知り、冷静に医療を受けることが大切です。

⑩治療方法を決めるのはあなたです

治療方法も多様化し、医師が「あなたにはこれが最善」と1つの選択肢だけを示してくれるとは限りません。治療方法が複数ある場合は、それぞれの治療方法の長所、短所を医師から聞き出し、理解したうえでよく考え、自己決定しましょう。

いまこそ信頼関係を取り戻すチャンス

一時期の急増した医療不信の熱が冷め、いまは「医療崩壊」「医師不足」「救急医療の危機」などが問題視されています。現実問題が見えてきたからこそ原点に立ち戻り、患者・医療者双方が冷静に信頼関係を再構築しつつ、安定した医療のために何が必要なのかを共に考える必要があると思います。いまこそが、そのターニングポイントではないでしょうか。互いのマイナス面を突付きあうのではなく、冷静に協働できる医療を取り戻すために、私たち患者も医療を知り、コミュニケーション能力を高めていく努力が必要です。

26 公益のための新しい医師団体を作る

小松 秀樹（亀田総合病院泌尿器科顧問）

「立ち去り型サボタージュ」が広がっている

80年代半ばから、日本では先進国には例をみない医療費抑制政策がとられてきました。とくに01年以降の「骨太の方針」によってこの傾向が強まり、医療現場の労働環境は苛酷になりました。これに加えて、メディアが医療事故を善悪の観点から報道したため、医療に過剰な期待を持つ患者と、医療従事者の間の軋轢《あつれき》が強まりました。警察・検察もメディアの報道に後押しされ、明らかにシステムの問題による事故でも、当事者を刑事訴追しました。過酷な労働環境と社会との軋轢で、医療従事者は疲弊の度を深めてきました。この重圧に耐えられなくなった勤務医は病院を辞め、そのために救急医療、産科医療、自治体病院などの崩壊が始まりました。私は、中堅医師が士気を失って第一線の病院から離れる現象を「立ち去り型サボタージュ」と名づけました。

ここまで医療崩壊が深刻なものになった原因の1つは、マスコミ、行政、警察、司法など、規範に合わせて相手に変われと命ずることを基本とする社会システムが、医療現場に「こうあるべき」だという「規範」を押しつけたことにあると考えています。たとえば、東京の愛育病院が、医師の労働時間の違反を労働基準監督署に指摘されたことを契機に、「総合周産期母子医療センター」指定の返上を申し出た事件は、現状の改善を図ることなく、実情にそぐわない規範を押しつけることが限界に達したことを示す好例です。

医療では規範より、認知が優先されます。治癒しない場合には、規範を振りかざしても無駄です。治癒しない原因を探り、適切な対応を考えます。

実現不可能な規範を並べても、医療問題を解決することはできません。実情を踏まえた実行可能で有益な結果を期待できる具体策が求められています。

私は、日本の医療を再生するために以下のような工程表を考えました。安全対策、個人の処分、補償には互いに矛盾するところがあります。工程表ではこれらをできるだけ関連させないようにしました。

医療再生のための工程表

●**医療事故の安全対策**：04年に日本で始まった「日本医療機能評価機構」の「医療事故報告制度」を中心に、事故の真相解明と関係者の処分を連動せずに、匿名化した情報をもとに医療事故を分析し、安全対策を考える。

●**医療費の増額と配分の見直し**：医療費を増額するとともに限られた予算を有効活用するために、配分決定方式を見直す。治療の難易度やリスク、責任の重さに応じた配分とする。

●**患者理解支援制度の導入**：医療者と患者の軋轢を小さくするために各病院で行なっている努力を制度化する。病院での解決が難しく、病院や患者が第三者の介入を希望する場合は、医療者と患者の対話を促すメディエーターが中心となる外部機関が対応する。

●**医師法21条の届出義務の廃止**：医師法21条（死体または妊娠4カ月以上の死産児を検案して異常があると認

めた場合は、24時間以内に警察署に届け出なければならない）の届出義務を廃止、または罰則を取り除く。

●**医師を代表する公益団体の設立**：公益法人制度改革を利用して、日本医師会を「開業医の利益団体」「勤務医の利益団体」「医師を代表する公益団体」に三分割する。公益団体は、医師を代表する専門職団体で、私益を主張せずに、医療の安定的供給と質の向上を責務とする。

●**厚生労働省改革**：医療行政には、実情認識の欠如、規範優先、責任回避（実行不可能な規範で責任を現場に押し付ける）、組織拡大という致命的欠陥がある。数値で表現される情報と、文章で表現される情報（例えば現場の人間のインセンティブ）のいずれも不足している。実情認識を高めるために、医系技官を現場と行き来させる。政策チェックのために、厚労省の持つあらゆる情報を、加工前のものを含めて専門家が利用できるようにする。それぞれの地域や現場で、実情に合わせた対応ができるように、できるだけ権限を、地方に譲る、民間に任せる、あるいは権限をなくす。厚労省は恒常的に権限を大きくしようとするので、恒常的に現場からチェックできるような制度を設ける。

●**病院と医師の公益団体による医療の質の保証**：手術や治療など診療行為の質の向上を学会だけに任せず、医師の公益団体と病院団体が共同で行なうようにする。医師の倫理的に不適切な行為、能力不足に対する適性審査と処分を医師の公益団体が自ら担う。審査や処分では大きすぎる権力が生じる可能性がある。この弊害を防ぐために、適性審査や処分制度は、複数の制度と主体が互いにチェックする形をとる。

●**司法への医療側からの情報提供**：司法に対し、医療についての認識を向上させるために、積極的に情報を提供する。医師の公益団体が積極的に関わり、現場をよく知る医師が責任を持って鑑定を引き受け、適切な司法判断ができるよう手助けをする。

●**無過失補償制度の創設**：過失のあるなしを明確にせずに、一定基準にしたがって迅速に補償できるようにする。支払いの原資は、名目の如何《いかん》を問わず、結局は国民が支払うことになる。従って、補償額などの決定は国民の代表が行なう。

●**医療契約の明確化**：民法709条の損害賠償請求権に制限を設けないと、無過失補償制度は民事訴訟を頻発させることになる。保険診療に関しては、事前契約を明確にし、事故の補償を無過失補償制度に限定する。

●**刑法211条の見直し**：刑法211条の「業務上過失致死傷罪」の適用を見直す。医療に限らず、航空運輸、鉄道などの分野でも問題となっているので医療だけの問題とすべきではない。この議論を急いではならない。医療側の努力を先行させ、認識が変化するのを待つ。現在、対立が大きく、一部は論拠を感情に置き過ぎている。議論の参加者が入れ替わるまで、結論を先延ばしにしてもよい。

再生のキーワードは「実情認識」「チェック・アンド・バランス」「自律」

いま、医療者に求められているのは、医療の質を向上するための努力を社会の側からも見えるものにし、医療者と患者・市民との軋轢を減らすことにあります。

ところが、この課題に取り組むべき医師の団体が存在しません。従来、医師を代表する団体は日本医師会（日医）ですが、公益を第一にしているとはいうものの、開業医の利益を優先する傾向が強く、勤務医は日本医師会を自分たちの団体だと思っていません。国民の信頼も得ているとは言えない状況です。医療再生のためには、日本医師会に代わる新しい「医師を代表する公益団体」の設立が不可欠です。

2008年12月、「公益法人制度改革三法」[*1]が施行されました。この法律は、従来の公益法人に対する認定を法律に定める23の「公益目的事業」[*2]に該当し、不特定多数の人々の利益になる団体であるかどうかを「公益認定等委員会」が認定することになります。認定されなければ公益法人としての存在を認められなくなりました。日本医師会もこの法律によって、２０１３年11月30日までに新しい法人に移行しなければなりません。いまのように開業医の利害を追求する組織実態のままでは、「公益社団法人」として認定されることは困難でしょう。組織的にも二重の代議員制度という大きな問題があります。郡市医師会で選出した都道府県医師会代議員が都道府県医師会の意思を決定し、都道府県医師会で選出した日本医師会代議員が日本医師会の意思を決定します。二重の代議員制度では、指導層が指導層を再生産することになります。勤務医は実質的に意思決定過程から排除されています。

日本医師会が「公益社団法人」ではなく、「一般社団法人」に移行すれば、公益団体でないがゆえに、医療政策の決定にかかわる厚労省の審議会や各種の委員会に委員を派遣することが難しくなります。

現時点では、公益のための医師会が設立される動きは目立っておりません。医療再生のための有効な政策が打ち出せていないこともあり、残念ながら、今後数年間、医療の混乱が継続するのは避けられないように思います。

私が提案している「医師を代表する公益法人」は、医療を必要とする人々に公平に質の高い医療を継続的に提供するための「民による公益活動」を行ないます。立法によって強制加入団体にするかどうかは議論のあるところです。できれば法に頼らず、多くの医師に任意で参加していただくことで「日本の医師を代表する団体」になるのがベストだと思っています。

この団体は、医療問題に対応できる医師を代表する公益団体として活動します。大きく二つの活動を行なうべきだと考えています。第一は医療の質を高めるための活動です。自律がキーワードになります。医師の適性審査、処分なども担います。具体的な制度は、処分を受ける立場の医師、とくに若い医師が参加した場所で議論する必要があります。第二は、医療行政のチェック機関としての機能です。政治が行政から独立して政策を考えるための情報提供を行なうセンターとしての役割、研究者の有益な研究をサポートする機能も兼ね備えます。こうした活動によって、スローガンではなく正確な情報によって政治を動かし、医療行政を「こうあるべき」という規範ではなく、実情に即したものに変えていくようにしたいと考えています。

「公共の利益」と称して、開業医の利益や勤務医の利益を主張することは、医療の性質上、許されることではありません。「公共の利益」のための活動は、特定集団の利益を目的とする活動と一線を画さなければ、社会の信頼は得られないでしょう。

＊1 「公益法人制度改革三法」：「一般社団法人及び一般財団法人に関する法律」「公益社団法人及び公益財団法人の認定等に関する法律」「一般社団法人及び一般財団法人に関する法律及び公益社団法人及び公益財団法人の認定等に関する法律の施行に伴う関係法律の整備等に関する法律」

＊2 「公益法人認定法」別表の23事業。「学術及び科学技術の振興を目的とする事業」「高齢者の福祉の増進を目的とする事業」「公衆衛生の向上を目的とする事業」「地域社会の健全な発展を目的とする事業」など「公益に関する事業として政令で定めるもの」が挙げられている。

27 医療事故・紛争になる原因はどこにあるか!?

永井 裕之（「医療の良心を守る市民の会」代表）

医療事故の死亡者数は、道路交通事故よりも多い？

「事故はすぐそばにある。決して他人事ではありません」

これは、妻が医療過誤で亡くなった1999年春の交通安全運動の標語でした。この年の道路交通事故死亡者は9006人。国を挙げての安全運動（シートベルト着用率の向上、悪質・危険性の高い事故の減少、歩行者の法令準拠）などによって、09年は4914人と大幅に減少し続けています。

実は、医療事故死の総数がどのくらいあるかはまったく分かっていません。海外の統計などを参考にして、日本の医療事故死は年間2万人から3万人に上るのではないかと推定されているだけです。医療事故死亡者の数が交通事故死亡者より多いことは、間違いないと思っていますが、この10年その人数が減ってきているのか、増えているのか誰も答えることができないというのが日本の現状です。

この医療事故死の人数さえ把握されていない現状は、「医療安全」の取組みが国民レベルになっていないということです。その人数を明らかにして、毎年少しでも人数を減らす運動が大切ではないでしょうか。

「うそがない医療」の実現から

1999年2月11日、看護師のミスを発端とした連鎖ミスによって私の妻が急死しました。それから早くも約11年が過ぎ去りました。その間に出会った多くの医師が「あれから医療界はだいぶ変わりましたよ」と話しかけてきましたが、そのたびに本当に変わってきているのだろうかと思うのです。とくに医療事故調査・対応ついて、「本当に変わったの？」「公正中立性は？」「透明性は？」「医療事故から学んでいるの？」「医療事故は減ったの？」と、問いかけたい気持ちで一杯です。

突然、家族を亡くした者が共通して持つ思いは、「なぜ、亡くなってしまったのか？」「何があったのか本当のことを知りたい」「うそをつかないでほしい」という「真相究明」の願いです。また、「もし医療ミスであるならば、心から謝ってほしい」「同じ思いをする人が増えないように真剣に再発防止に取り組んでほしい」と願っています。

ところが、往々にして「医療事故」が「医療紛争」にまで発展してしまいます。その多くは、医療側が事故発生時に、「最初のボタン」をしっかりかけずに対応しているために紛争への道を歩み始めるのです。時間の経過とともに、医療側がそれまでとは違った説明をしたり、事実とは異なる診療・救急対応を公表したりするため、患者側は「事実と違う」「うそを言っている」など、次第に不信感を募らせてしまうのです。

医療側の説明に納得できず、さらに説明を求めると、「もう十分説明したので、これ以上説明しません」「裁判に訴えたらよいでしょう」などと、門戸を閉ざされてしまいます。そのため、患者側は「真相」を知るべく、仕方なく提訴しているのです。しかし、実際に提訴ができるのはわずかな人たちで、多くの方々は納得できない気持ちのまま泣き寝入り状態なのです。

一方、提訴をした患者家族を「クレーマー」呼ばわりし、裁判を起こしたことが「医療崩壊」「医療の萎縮」

の原因であるかのような発言をしている医師もいます。さらに、ネット上で「事実と異なる情報」を拡大して流布し、患者家族・支援者に根拠のない誹謗《ひぼう》中傷を繰り返す、心無い「ネット医師」も存在します。このため二重三重の精神的な被害を受けている方々もいます。

「リスクを説明しても、不慮の事故が起こった場合は訴えられる」という話を多くの医師から聞きますが、十分な説明を受けた上で理解・納得して自己決定して治療を受けた患者の家族が、不慮の事故に遭遇したからといって裁判を起こしたという事例を、私は知りません。

医療側には、「患者が十分理解し、納得できるような説明をできたか？」「患者は本当に納得してくれているか？」など常に自問し、もっともっとコミュニケーションを深める努力をお願いしたいと思います。しばらく前まで、「俺に任せれば、大丈夫」などといって、患者側とのコミュニケーションを十分取らなかった医師もいました。

「医療に完璧を要求する患者が多い。医療は不確実なものであることを理解してくれない」などと、嘆く医師が少なからずいます。「医療の不確実性」は理解できますが、「医療に安全はない」とまで主張する医師に、「開き直りではないのか？」と感じるのは私だけでしょうか。私は、「医療側が少しでも安全な医療の提供に挑戦し、医療の質・安全性の向上を実現することで、市民・患者は安心かつ信頼できる病院と認めるのではないでしょうか」と訴え続けています。医療も人間がやることですから、人為的なミス、ヒューマンエラーを根絶することはできない、「医療は不確実性」から逃れることはできない、そのことをお互いに前提にしながら、医療の質・安全性の向上を実現するためにそれぞれの立場で努力していくべきではないでしょうか。

病院の責任者は日頃から「うそがない医療」を職員に訴え、率先垂範してその任に当たるべきです。多くの医療者、一人ひとりは安全な医療の実現に挑戦していますが、医療ミス、事故が発生した時には「病院の組織の一員」としての対応に走って「組織としてかばいあう」姿が多く見られます。責任者の「うそがない医療」という姿勢が浸透すれば、多くの医療者は最初から「ごまかさない」「隠さない」「逃げない」という態度で医療事故の真相究明を行なうことができます。

そうなれば、患者側は医療側の説明を理解・納得してその結果を受け入れられるようになるのです。患者側が「うそがない医療」を認めて、病院との信頼関係が強固になって初めて、医療の苦情や事故後の初期対応の際に、中立的な立場で患者側と医療者側の対話の橋渡しをしてくれる「医療メディエーター」（医療対話仲介者）がその役割を果たせるでしょうし、仲裁や調停、あっせんなどによって紛争を解決する「ＡＤＲ」（裁判外紛争解決手続）も実効性あるものとして動き出せることを、医療側は肝に銘じて欲しいと思っています。

「医療に安全文化」を定着させよう

病院の責任者が「本院では、医療安全の取り組みをしっかりやっている」と、話されるのを耳にすることがありますが、この姿勢では、真の医療安全のシステムを確立するにはほど遠いと思わざるを得ません。たとえば、家電業界では「製品安全」に業界あげて取り組んでいるにもかかわらず、同じような事故が絶えることがありません。徹底的な、いわば永久の改善運動を続けて行かなければならない課題なのです。ここ数年、「食の安全」が大きな社会問題になり、国民的な関心事になりました。「医療の安全」が国民的な関心になってくるのは、まだこれからです。医療機関のみなさん全員が医療崩壊と言われる中でも「医療の安全」をシステム・仕組み改善に知恵を出さねばならないと思います。

事故が発生した病院は、「院内事故調査委員会」の構成員に第三者を加えて、患者側をも加えた事故調査をしていくことが「チーム医療」の究極の姿ではないでしょうか。 調査の過程を患者側に適時適切な説明をしていくのも重要なポイントです。医療事故・過誤が発生した時に、「当該の医療者の単純なミス」として、個人の責任にしてしまう風潮がありますが、真相究明の過程で事故の奥に潜むシステム的な問題点を摘出し、再発防止の方策を立ててそれを全力でやり抜くことが最大の急務だと思います。

小規模な病院では、「院内事故調査委員会」の設置が不可能だったり、患者側が事故を起こした病院での調査を望まない場合もあります。そのような時にも対応できる中立・公正な「事故調査機関」の早期の設立が必要です。良識ある医師でも、「いままでの医療界は自律・自浄、同僚評価が不十分であった。改革をしなければならない」と主張しながら、他方では、現在導入が検討されている「医療安全調査委員会」の創設について、「警察への通知」の道が開かれることに、絶対反対の姿勢を取っています。

医療者を中心とする専門家らが医学的・倫理的に判断して「故意に近い悪質な医療行為」(「医学的根拠がない医療」「著しく無謀な医療」「著しく怠慢な医療」「カルテ改ざん・隠蔽・偽装」など)と判定した場合、それを警察に通知して、警察が犯罪行為であるかどうかを捜査することも必要だと思っています。

このような新たな取り組みが、医療側の「自律・自浄・同僚評価」の向上を導き、医療の信頼にとつながるものだと考えています。

大野病院事件の無罪判決によって、「医療事故は、当面、警察の介入が遠のいたので、医療事故調査委員会の設立はゆっくり議論していけば良い」「院内事故調査をやっているので、第三者機関は不要である」などと、「医療安全」をリードすべき責任ある立場の医師が発言していることは大変残念なことです。

医療界の意識・行動改革を進めるためにも、「医療安全調査委員会」のような「新たな皮袋」が必要です。最初から完璧な制度を作るのはきわめて難しいでしょう。「小さく産んで、大きく育てる」ために、医療側と一般市民が国民的な医療安全運動「医療の安全と質の向上で医療事故を少なくしよう」を推進すべき時だと思います。

Column

海外では医療事故が起こったとき、どんな対応をしているか

岡嶋道夫（東京医科歯科大学名誉教授）

ドイツやスウェーデンなどで成果をあげている医療事故への対応の仕方は、いま日本で論議されている「医療事故調査委員会」やメディエーション（裁判外紛争処理）とは異質なものです。これらの国では医学鑑定によって審査し、補償によって患者の権利を確保することが優先されます。

たとえば、ドイツでは米国で考案された「調停」（arbitration）という「裁判外紛争処理」（Alternative Dispute Resolution, ADR） を1975年に導入しました。この制度は米国ではごく一部の州を除いて失敗しています。ドイツでは法律によって州医師会の中にＡＤＲを行なう委員会（鑑定委員会または調停所）の設置を義務づけ、患者の苦情を受け付け、医学鑑定によって医療過誤の有無を判断します。患者の訴えのうち、約30%のケースで医療過誤が認められ、患者に賠償や慰謝料が支払われています。患者は事故の状況を書面で提出するだけでよく、費用は無料です。

書面を受け付けた委員会はカルテなどを集め、専門医に医学鑑定を依頼します。その間に鑑定結果を当事者に示してコメントを求め、再鑑定が行なわれることもあります。

委員会の決定には拘束力がないので、不服であれば民事裁判所に訴えますが、その割合は10%です。裁判所は委員会の結果とは無関係に審理しますが、判決の90%は委員会の判断に沿った内容となっています（この傾向は米国の成功している州と同様）。

委員会は医師会内にあり、医師会の費用で運営され、医師会の職員を使うので、当初は医師に有利な判断が下されないかと心配されましたが、委員や鑑定人が公平な判断を下してきたので、国民も医師も信頼しています。委員会の審理は書面審査だけで行なわれます。医師がカルテ提出に協力することによって成立する平和的解決方法です。2007年にはドイツ全体で10,432件のADRと約11,500件の医療過誤の民事裁判が行なわれました。

スウェーデンでも1975年から「医療事故調査制度」がスタートしています。患者が補償請求を「自治体医療事故保険会社LOF」に申し出ます。補償請求に基づいて、LOFの委員が、有害事象が回避可能だったかどうかを、専門医に医学的判断を求めて審査します。その際、「なぜ起こったのか？」を追究し、「誰がやったのか？」は追及されないので、医師は臨床経過を淡々と記録すればよい、とのことです。補償請求は年間約1万件、そのうちの45%が補償を受けています。一方、懲戒請求も多く、医師を含む医療職300人が処分を受け、20名が免許取消を受けています。

このような制度の成功には医学教育、医師職業倫理、裁判制度や補償の仕組みなどが絡んでいます。かれらの制度と英知を学ぶ意義は大きいと思います。

第5章

安心して医療を受けられる社会にするために市民は何をすべきか

28 「知ろう！小児医療　守ろう！子ども達」の会は、小児医療の知識を学びあいます

阿真　京子（「知ろう！小児医療　守ろう！子ども達」の会代表）

小児医療が大変な事態になっている

私が医療問題に関心を持ったきっかけの1つは、子どものけいれん重積の経験です。長男が9カ月のとき、けいれん重積を起こしました。この病気は、数十秒～5分程度のけいれんが続く熱性けいれんとは異なり、けいれんが長く続くものです。そのとき、私の子どもは45分間もけいれんが続き、真夜中の救急外来に駆け込みました。そこで私が見たのは、あふれかえるほどの子どもたち、いらだつ親、そしてとても忙しそうな先生方や看護師さんの姿でした。

「うちの子はどうなるんだろう」と不安を抱きながらも、その現状を目のあたりにして、「小児医療で大変なことが起こっている」と強く感じました。自分なりに何かできることはないかと考えたのです。まず、小児医療や医療崩壊などについて知りたいと思い、友人の小児科医とのメールや電話でのやりとり、インターネットや本などを読んでの情報収集、勉強会に参加するなど、自分なりに勉強しはじめました。

2つ目は、友人（小児科医）のメールの言葉でした。2006年夏にもらった印象に残るメールでした。「24

時間寝ないで働くパイロットの飛行機に、あなたはわが子を乗せたいでしょうか？　これは、日本の小児医療現場では日常的に起こっていることなのです」という内容でした。これが、私の心を揺さぶりました。「これは本当に大変な事態だ、何かをやらなければ」と強く思わされたのです。

3つ目は、講談社から出された『小児救急』（鈴木敦秋著、２００５年）という本でした。これを読み、いまの日本の小児医療について「本当にいまのままではまずい」と感じました。

それら3つが重なり、ずっと「小児医療の危機のために何かしたい」と思っていました。でも、実際に何をすればよいか、何が自分にできるのかわかりませんでした。

そんなときでした。厚生労働省から出された報告書に「休日・夜間の救急外来におとずれた約9割が入院の必要のない軽症」（07年3月）と書かれていたのを見たのです。自分なりに勉強してきたつもりでしたが、「9割以上が軽症」という報告に驚きました。「これは、私も含めお母さん、お父さんが子どもの病気について知らなすぎるからだ」ということを思い知らされました。親たちが「子どもの病気について知る機会」を持つことが必要だと痛感しました。親向けの自治体主催の講座を探しましたが、適当なものはなく、それならば、自分たちでその機会を作ろうと、翌月4月に会を立ち上げたのです。

病気のことを知らない親

自分の子どもを持つまで、赤ちゃんの世話などしたことがなく、ましてや子どもの病気の場面を経験したことなどないまま、多くの人が親になります。オムツの替え方や沐浴の仕方などは、自治体や病院で開催されている母親学級で学ぶ機会はありますが、母親学級や生後3、4カ月の健診でも子どもの病気に関する講座はほとんどありません。病気に関する小冊子すら出していない自治体が多いのが実情です。

子どもが病気になったときどうするか？　やはりお医者さんにすがるしかありません。休日だろうが夜間だろうが、心配なものは心配というのが親として自然な感情でしょう。しかし、それを診る救急外来の先生方は、24時間・36時間の連続勤務が当たり前という日常だといいます。このままでは、本当に必要なときに子どもたちが必要な医療を受けることすらできなくなる……。一人の母親として、痛感しました。

小児医療の基礎を学ぼう

私はわが子を心配する親の不安を減らすことが、結果的には医師の負担を軽くすることに繋がるという思いから07年、まずブログをスタートさせ、子ども関連のイベントに参加し、手作りのチラシを配りました。そして、小児医療の基礎を学ぶ講座を開きたかったので、小児科の先生のご協力を仰ぐため、お世話になった先生方に連絡をとりました。しかし、しばらくは会員も増えず、チラシを撒くだけの日々でした。

そして、07年8月、過労のために自殺してしまった小児科医、中原利郎先生を支援する会に出会いました。そこで、親向けの子どもの病気に関する講座がしたいと伝えたところ、佐山圭子先生と白髪宏司先生が名乗りをあげてくださり、08年11月に世田谷区内のコミュニティカフェを会場にして小児科医による1回目の講座が実現しました。佐山先生と白髪先生は現在も協力してくださり、その後、杉並や新宿で講座を重ねるごとに、お母さん方が会員になってくれるようになりました。その後、新聞やテレビに取り上げられる度に会員数が増え、現在では70人を超す会員が活動しています。

私たちの3つの取り組み

1つ目として、小児医療を知ることで、親がわが子の病気と向き合うことができるようになれぱと願っています。その結果として、不必要な受診が減り、医師の労働環境がよくなることにつながれば、と考えています。さらに、小児医療の現状を伝え、どうしたら、よりよい医療が受けられるようになるのか、一緒に考えていきたいと思っています。

講座は地域センターなどで、少人数で、なるべく託児付きで「子どもの病気とその対処法」「お医者さんとの付き合い方」「予防接種」「けいれん」などについての講座をしています。講座を受講された参加者のみなさんからは、「翌日かかりつけの先生に診てもらうまでの心のゆとりができた」「病気のときの対処の仕方が変わった」「お医者さん任せにするのではなく、家庭でできることがあるとわかった」などの感想をいただいています。現在まで都内各地で20回以上、東京都以外では埼玉県、山口県でも、講座を開催いたしました。会員は現在北海道から山口まで、協力医の先生方も全国に20名以上になりました。

2つ目として、自治体に向けて、子どもの病気を知る機会を作ってほしいという要望を寄せています。そして、自治体ごとにばらつきのある病気に関する小冊子が全国どこの自治体でも配布されるように働きかけています。自治体主催の母親学級や乳児健診でまだまだ医療を知る機会が少ないのが現状です。

3つ目として、シンポジウムや学会、厚生労働省の委員会などで、お母さんたちがこのように医療問題に取り組んでいるということを発表し、医療の状況の改善に繋がればと思っております。

そして、子どもが病気の時にも、心配をしすぎることなく、病気や子どもと向きあうことができるようになったパパ・ママが、同じく心身ともに無理のない状態で働く医師と、信頼関係を築き、互いに納得し合った診療ができるようになる日を目指し、活動を進めております。

太陽の役を果たしたい

私たちの活動は、「コンビニ受診を控えよう」というものではありません。子どもの病気について、学ぶ機会のないいまの日本の現状の中で、必死で子育てされているパパ・ママたち。軽症かどうかの判断もつかないまま、不安で、心配で、受診している状態を知るにつけ、救急に駆け込むことが、コンビニ受診だとはとても言えない状況にあると思います。

親たちが子どもの病気を知ることで、安心して子どもの病気と向き合うことができるようになること、そうなることで結果的には軽症での受診は少なくなってくる、と考えます。まずは不安な親御さんの気持ちに寄り添うことを第一にしております。「北風と太陽」の童話になぞらえるならば、「太陽」の存在でありたいと願っております。

29 庄内地方での医療生協の取り組み

松本 弘道（庄内医療生活協同組合専務理事）

住民のニーズに向き合い続けた医療生協

映画『おくりびと』の舞台となった山形県庄内地方、藤沢周平の故郷で「海坂藩」のモデルになった鶴岡市では、住民と医療生協をはじめとする非営利セクターが連携し、安心して暮らせるまちづくりをめざし、医療・福祉・介護のネットワークを形成しています。

庄内医療生協は1964年に設立されました。今年で45周年、地域医療の重要な一翼を担うまでに発展してきました。庄内医療生協の45年は住民のニーズに真剣に向き合い挑戦しつづけた歴史です。その証として、全国であるいは県や地域で初めてという取り組みが数多くあります。

❶健康保険適応以前に訪問看護を開始（1976）
❷リハビリと人間ドックの開始（1976）
❸医療ソーシャルワーカーによる医療相談室開室（1976）
❹人工透析治療の開始（1977）

❺ＣＴスキャナ導入（１９７９）
❻県内初の夕食6時給食（１９８４）
❼内科外来予約制導入（１９９０）
❽付属クリニック併設のメディカルフィットネス「ビビ」の開設（２００３）
❾診療所に有料老人ホームを併設したサポートセンター「みかわ」の開設（２００７）などです。

医療生協とは、「生協法」に基づく地域住民の自主組織であり、地域住民自らが医療機関を所有・運営するとともに、そこで医療活動に従事する役職員、医者をはじめとした医療専門家との協同によって、自らの健康・医療・くらしに関わる問題をもち寄り、かつ、問題解決のための運動をするものと解されています。医療生協は全国40都府県に、合わせて１１６生協あります。

農協法のもと活動している厚生連は、日赤や済生会とならび、国公立の病院と同じ、国庫補助や制度融資を受けられる公的医療機関と位置づけられています。同じ協同組合でも医療生協は公的と認知されず、内部努力と協同で地域医療を担っています。

庄内医療生協では、要求のあるところに運動を起こし、運動の広がりを事業に結実させてきました。組合員は、自ら要求することによって運営に参加でき、医療従事者は、日常的に組合員の声を聞き、それを根拠にして思い切った取組みができるというメリットを発揮し、柔軟性と機動性で新しい事業や取組みに対して積極果敢

図⑱　庄内医療生協の概要

○組合員	３万７千人
○組織率	２万３千世帯／５万５千世　４１．８％
○出資金	２４億２千万円
○年間事業高	５４億３千万円
○施設概要	２病院、３医科診療所、歯科診療所、訪問看護ステーション、フィットネス施設、ショートステイ、ケアプランセンター、住宅型有料老人ホーム、小規模多機能事業所

な挑戦を続けています。

組合員の出資金が病院の運営を助け、医療供給を支えています

庄内医療生協では、「設備投資の半分は組合員資金で」ということを基準に、要求も出し、資金も出し、利用もすることを推奨してきました。組合員の資金結集は設備資金だけにとどまりません。08年の診療報酬改定で10月から脳卒中や認知症をはじめとした長期入院患者の障害者病棟での受入が適用外になりました。庄内医療生協も年間1億円を超える減収が想定されました。

その対策として、ひとつの病棟を療養病棟へ転用し、看護師の異動によって回復期リハ病棟の拡大を実施することとしました。患者さんの入れ替えもあり、9月から3カ月間で1億円の予算未達となりました。収入未達は資金不足に直結します。組合員さんは組合員資金の結集を組織し1・2億円を確保しました。結果として、入院医療を再編成し、減収を最小限に抑え、長期入院の患者への治療も追い出しをしないで継続できること、09年以降の展望を協同で手にすることができました。

生活の当事者である住民が、要求するだけではなく、医療活動に従事する役職員・医療専門家と協同し、自らにふりかかった問題を解決する医療生協組織の強みが活かされた例です。

健康づくりから、生活支援までの総合力へシフト

鶴岡協立病院は、この地域の救急搬入の約2割を引き受け、残りの8割は市立病院が担当しています。その市

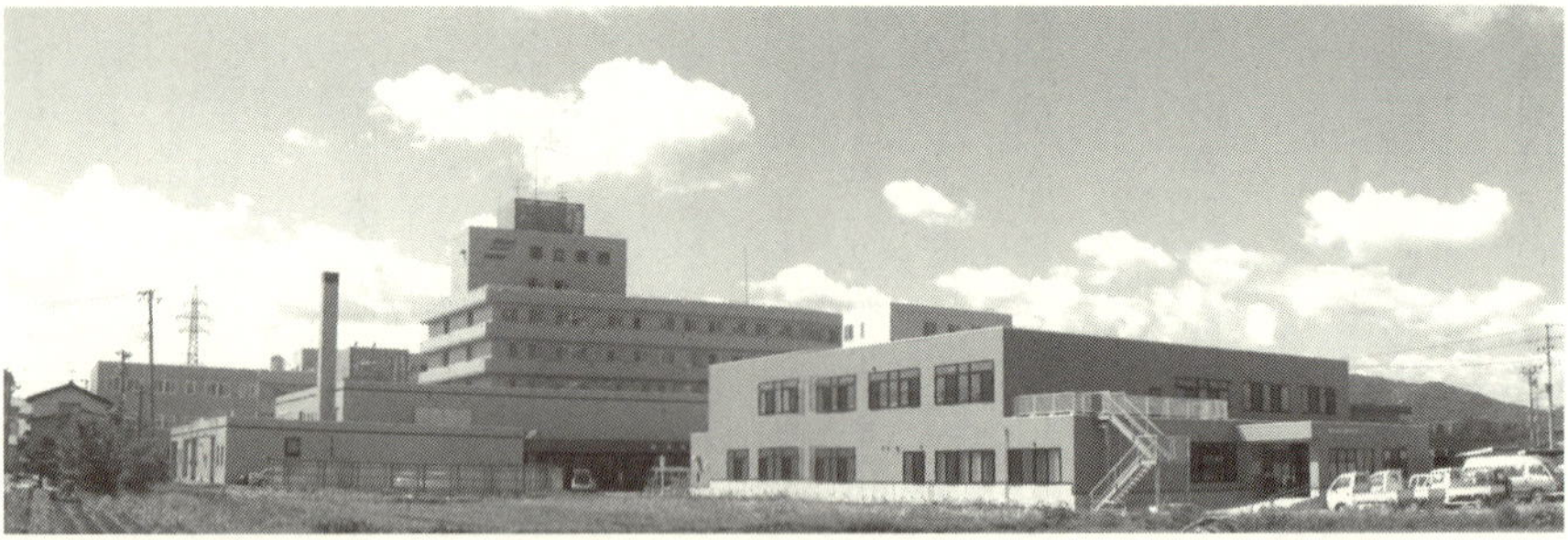
●鶴岡協立病院

立病院が、03年に新築移転し「高度・良質な急性期医療と、災害医療を含む救急医療」を使命とし、地区医師会および地方行政と連携して地域医療の中核となることを役割としました。市立病院の運営には、市民の税金が億単位で投入されています。

地域の2軒に1軒は医療生協の組合員であることを考えると、私立病院へ助成している税金のうち半分は組合員が出している計算になります。市立病院が救急に特化することは、外来での慢性疾患や、2週間を超える入院は負担になることを意味します。そこで、組合員も市立病院を高度・良質な急性期医療を受けるために利用し、一方で庄内医療生協は、健康づくりから医療、リハビリ、福祉・介護と、組合員に長くつき合ってもらうことを目指すことにしました。

03年に既設の「慢性疾患クリニック」を「協立病院付属クリニック」に増改築し、大型のホームドクターセンターを構想しました。その際、元気なうちからの付き合いをめざし、生活習慣病の予防と健康づくりのためにメディカルフィットネス「ViViD」や、教室活動やサークルに使える洋室と和室、茶室も備えることにしました。温水の流水プール、エアロビクススタジオ、トレーニングマシン、教室、茶室を備えた診療所となりました。

並行して、病院ではドック室をシングル6室とツイン1室のビジネスホテルに近いアメニティに増改築しました。08年の特定健診・保健指導の導入に際しては、先見の明があったかのように評価されました。

一方、リハビリや介護の充実に加えて、食事や住まいの生活領域へのサポートも、配食センターや高齢者住宅の整備としてすすめています。健康づくりで健診の前から、食事や住まいで医療・介護の先までの付き合いの幅を着実に広げています。

非営利セクターが協同する「まちづくり協同組合　虹」

庄内地方は人口32万のエリアで1990年から10年間で8600人もの人口が減ってしまいました。1つの行政単位の町が1つ消滅したことになります。誤った農政によって農家がすっかり疲弊し、安い労働力を求めて進出した繊維や弱電の工場も海外へ拠点を移し、仕事がないために働き手が流出し、過疎化と高齢化を加速させている現象はここでも見られます。

山形県は、高齢化率で全国第4位となり、鶴岡市は3人に1人が65歳以上となっています。一法人では困難な地域雇用拡大や経済の活性化を趣意書に盛り込み非営利の協同組合のセクターの6団体で、「庄内まちづくり協同組合『虹』」を04年に設立しました。農民連の産直センターが1年後に加わり加盟は7団体となっています。

「まちづくり協同組合」が最初に手がけたのが、「虹の家こころ」という施設です。協立病院に隣接した住宅型有料老人ホームで、ヘルパー、通所サービス、訪問看護、訪問診療によって、医療依存度の高い要介護の方を支えています。現在54名が入居し、胃瘻《いろう》（口から食事のとれない方等におなかに造った第二の口から直接胃に栄養を入れる方法）の方は半数を超え、人工透析や酸素療法の要介護者も少なくありません。

「こころ」は1カ月9万円ほどで医食住を可能としていますが、国民年金の方が入れないとのお叱りを受けました。次に開設した、泊まりが可能なデイサービスの「虹の家おうら」は1カ月6万円ほどで医食住を可能としました。その後、診療所に併設やホテルを改修するかたちで、有料老人ホームを核に、在宅での療養を支援するサポートセンターを複数開設しています。また、要支援の軽度の方が利用できるサークル型のデイサービスをフィットネスでの試行を終えて今年のチャレンジ課題にしています。

介護事業所の拡充に伴い、協立病院のポジショニングは療養支援病院の機能が鮮明となってきました。地域連携室を中心に、病病（病院と病院）・病診（病院と診療所）・病介（病院と介護）連携を拡大しています。市立病院から長期入院患者の受入れも開始され地域連携は次のステップに入った感があります。

可能なことは自ら協同し「くらしつづけられる街づくり」を

組合員は、自らが地域のなかで班活動、予防保健活動の担い手となっています。組合員が集まって主体的に活動する場が、「班」です。班会では、血圧・尿チェックや乳がん、大腸ガン、貧血、肥満、減塩などのチェックや学習会など健康づくりを進めています。「特定健診」（いわゆる「メタボ検診」）は、受診率や改善率が悪いと、ペナルティとして保険料が上がる仕組みを導入しましたが、班活動を基礎にした医療生協の取り組みは、保険料のアップを抑える取り組みにもなっていきます。また、認知症サポーターの養成と記憶力増進班会は、脆弱化する地域コミュニティの中で機能し、行政の負担を軽減すると考えています。

今後も、国や行政などへ改善の要求をしつつ、可能なことは自ら協同して解決していくことで「くらしつづけられる街づくり」を継続していきます。

30 「ドラッグ・ワクチンラグ」はなぜ起こるのか？

高畑紀一（細菌性髄膜炎から子どもたちを守る会事務局長）

日本は薬・ワクチンに関しては「後進国」

「ドラッグ・ワクチンラグ」とは、海外では広く使用されている薬剤（ドラッグ、ワクチン）が日本では使うことができない、あるいは使われていない状態のことです。世界第2位の経済大国である日本で、海外では当たり前のように使われている薬が使えない、使われていないなんて信じられないかもしれません。しかし、残念なことに日本は薬・ワクチンに関しては「後進国」と言っていい状況にあります。

日本で長らく承認されてこなかったワクチンの一つに「ヒブワクチン」があります。ヒブワクチンは細菌性髄膜炎や急性喉頭蓋炎などのヒブ感染症を予防するワクチンです。細菌性髄膜炎は主に0歳から5歳未満の乳幼児が発症する病気ですが、早期診断が極めて難しく、また適切に治療を受けても約5％の子どもが死亡し、25％の子どもが後遺症を負うといわれています。日本では毎年1000人くらいの子どもたちがかかっていると推計されていますから、そのうち50人くらいが死亡し、250人くらいが後遺症を負っていることになります。

病気を引き起こす「ヒブ」（H・i・b＝インフルエンザ菌b型）は細菌なので抗生物質によって治療しますが、

最近では抗生物質が効きにくい耐性菌が急増していて、治療が難しくなってきています。早期診断が難しく、抗生物質も効きにくくなってきているヒブですから、ワクチンで予防することが一番の防衛策です。ところが日本ではなかなかヒブワクチンが導入されませんでした。

ヒブワクチンはアメリカでは1987年に承認されました。EUの国々でも90年代前半に次々にヒブワクチンを導入しています。これらの国々ではヒブ感染症はワクチン導入によって激減し、多くの国では「過去の病」となっていきました。世界保健機関（WHO）もヒブ感染症を予防することを重視し、またワクチンの有効性・安全性を高く評価して、98年に世界各国に向けてヒブワクチンを導入するように勧告を出しました。

ところが、日本でヒブワクチンが承認されたのは07年1月、アメリカから20年、WHOの勧告からも約10年も遅れての「遅すぎる承認」でした。

「ゼロリスク症候群」の功罪

なぜ日本ではヒブワクチンの導入が遅れたのでしょうか。実は、日本での導入が遅れたワクチンはヒブワクチンだけではありません。表⑤は日本とアメリカのワクチンの導入状況を比較したものですが、90年代から日本ではほとんど新たなワクチンを導入していないことがわかります。そう、日本では「ワクチン」そのものの導入が遅れているのです。

80年代から90年代にかけて、わが国ではいくつかの予防接種でワクチンの副作用が問題となり、中には裁判にまで発展するものがありました。ワクチンの安全性と予防接種の有効性が問われた時代だったといえます。わが国の新規ワクチン導入が途絶えたのが90年代ですから、ちょうどこの時期と符合します。

表⑤　日本とアメリカにおけるワクチン導入の経過

年	日　本	米　国
1985	B 型肝炎ワクチン（米国は 1982）	
1987	水痘生ワクチン	Hib ワクチン、不活性化ポリオワクチン（IPV）
1988	肺炎球菌ワクチン（米国は 1977） 遺伝子組替え B 型肝炎ワクチン MMR ワクチン（米国は 1971）	
1991		aP（無細胞百日咳）ワクチン（日本から導入 日本は 1981）
1992		DTaP ワクチン 日本脳炎ワクチン（日本から導入　日本は 1976）
1993		DTaP-Hib
1994		ペストワクチン
1995	不活化 A 型肝炎ワクチン	水痘生ワクチン（日本から技術導入）
1996		Hib-B 型肝炎ワクチン、不活化 A 型肝炎ワクチン
2000		7 価（コンジュゲート）肺炎球菌ワクチン（小児用）
2001		A 型－ B 型肝炎ワクチン
2002		DTP-IPV-B 型肝炎ワクチン
2003		経鼻インフルエンザ生ワクチン、DPT ワクチン（成人用）
2005	MR ワクチン	MMR- 水痘ワクチン、髄膜炎菌ワクチン（結合ワクチン）
2006		ロタウイルスワクチン、HPV ワクチン、帯状疱疹生ワクチン
2007	Hib ワクチン 沈降新型インフルエンザワクチン（H5N1 株）	プレパンデミックインフルエンザワクチン（H5N1 株）
2008		DTaP-IPV-Hib ワクチン、DTaP-IPV ワクチン

本表は、「ワクチン産業ビジョン［平成 19 年 3 月］表 5 最近 20 年間の開発品目の導入時期国際比較」を、2006 年以降について（社）細菌製剤協会の協力によりリバイズしたものである。

薬やワクチンで救われる人がいる一方で、副作用によって被害を受ける人がいます。薬やワクチンには使うことで得られるベネフィット（病気の治療や予防）とリスク（副作用）の両面があります。しかし、残念ながらわが国では、目の前に生じた「副作用」というリスクだけに目を奪われて、リスクを限りなくゼロにすることに偏ってしまいました。これを「ゼロリスク症候群」と呼んでいます。とくに健康な状態に接種して病気を防ぐというワクチンのベネフィットは副作用被害と異なりなかなか形として見えにくいものですから、「ゼロリスク症候群」に陥りやすかったのかもしれません。

ゼロリスクを追求するあまり、WHOの勧告以降もヒブワクチンの導入が遅れた日本。このドラッグ・ワクチンラグによって、少なくとも10年間で1万人以上の子どもたちが細菌性髄膜炎に苦しみ、500人以上が命を失い、2500人以上が後遺症を負っています。この子どもたちは、「ドラッグ・ワクチンラグ」の被害者です。もちろん、ヒブワクチンにも副作用はありますが、ワクチンの中でもきわめて安全なワクチンと言われており、米国では重篤な副作用は報告されておらず、日本で行なわれた治験で確認された副作用は、定期接種されている三種混合ワクチンと同程度です。これらの副作用と、守れる命の両方を天秤にかけ判断しなければならないでしょう。

「ゼロリスク症候群」からの転換を

「ゼロリスク症候群」に陥ってしまった理由は、私たちが薬やワクチンがもたらすベネフィットと向き合う努力を怠ってきたからではないでしょうか。副作用の被害に遭った方々がそのリスクに注意を喚起するのは当然です。一方で、薬やワクチンの恩恵を受けることの重要性にも目を向けなければならなかったのです。私は日本の社会全体が、薬やワクチンのベネフィットに目を向けず「ゼロリスク」だけを追い求めてしまったことが、ドラッグ・ワクチンラグの大きな原因だと考えています。

自分の大切な家族や友人が、そして自分自身が病気になったとき、その病気の治療に必要な薬が使えないとしたら、そしてその薬が日本以外の国々では標準的に使われているとしたら、みなさんはどう感じますか？　日本以外の国々ではワクチンで予防されている病気にかかって辛い思いをしたら、どう思うでしょうか？　私自身、息子が細菌性髄膜炎にかかり生死の淵を彷徨《さまよ》うまで、細菌性髄膜炎という病気のことも知りませんでしたし、ヒブワクチンの存在も、「ドラッグ・ワクチンラグ」という状態で苦しみ、命を落としている被害者がいることも知りませんでした。

ドラッグラグ・ワクチンラグ解消を求めて

私が事務局長を務める「細菌性髄膜炎から子どもたちを守る会」では、ワクチンで防ぐことのできる病気から子どもたちを守りたい、これ以上子どもたちを辛く苦しい病気にかからせたくないと願い、国に対し細菌性髄膜炎から子どもたちを守るワクチンの早期定期接種化を求めて活動しています。

わが国の細菌性髄膜炎は、約6割がヒブ、約3割が肺炎球菌が原因です。ヒブにはヒブワクチン、肺炎球菌には小児用肺炎球菌ワクチンがあり、いずれも世界中の多くの国々では導入されているものです。ちなみに小児用肺炎球菌ワクチンもＷＨＯが世界各国に導入するように07年に勧告しています。

私たちは07年４月と08年５月、そして09年10月の三度にわたり、国に対して早期定期接種化を求める請願署名を提出しました。全国から寄せられた署名は総数で15万筆を超えました。そして署名活動と並行して一人でも多くの人たちに「細菌性髄膜炎」という病気と「ワクチン」のことを知ってもらえるように啓発活動に取り組んできました。なぜワクチンで予防しなければならないのかを理解してもらわなければ、定期接種化は実現できないからです。

「細菌性髄膜炎から子どもたちを守りたい」という願いは、全国に広がっています。細菌性髄膜炎を早期に定期接種化するように国に求める意見書は、全国で１００以上の地方議会で採択され、また定期接種化されるまでの接種費用の保護者負担を軽減するための費用助成制度は39以上の市町村で実施されています（09年11月末時点）。いずれも08年12月のヒブワクチンの国内発売からわずか一年足らずであることを考えると、驚くべき広がりです。近年、これほどまでに国民から定期接種化を望まれたワクチンは例がありません。

人間は誰もがある日、病気と向き合う可能性があります。そしてその病気の治療・予防にドラッグ・ワクチンラグという問題が立ちはだかる可能性があります。ドラッグ・ワクチンラグは特定の誰かだけがぶつかる問題ではなく、私たち全員が当事者になりうる問題です。

私たち一人ひとりが、薬やワクチンのこと、病気のことに関心を持ち、自分自身の身近な問題として考えていくことが、ドラッグ・ワクチンラグを解消し、薬やワクチンを効果的にかつ安全に使える社会を作るための第一歩なのです。

31 家庭医の養成を国家的なプロジェクトに

申 偉秀（関町内科クリニック医師）

病院の診察代は診療所よりとっても安い!

病院で働く勤務医の労働条件は苛酷です。そもそもの医師数が足りないことに加えて、少ない予算で病院運営をせざるをえない状況なので、限られた人員でさまざまな診療にあたっています。本来、病院専門医がたくさんいる病院は、重症患者の治療に専念すべきはずです。ところが、たくさんの外来診療をこなさないと病院経営が成り立たないため、診療所（開業医）で受診してもよさそうな症状の軽い患者さんまで専門医が診ています。勤務医は、外来のほかに、日中は手術をこなし、夜は救急患者にも対応します。そして、休みもないまま、翌朝の勤務につくことが月に何度もあるのです。

病院が無理をして外来患者を受入れる背景には、いびつな診療報酬体系があります。医療費は、診察、検査、処方箋、注射などの診療行為ごとに、細かく価格（診療報酬）が決まっています。かつて、「日本の医療は3時間待ちの3分診療」と揶揄《やゆ》されたように、90年代に入って病院での待ち時間が問題になりました。

92年の診療報酬改定で、厚生労働省は診療所が外来患者を獲得する努力を促すという理由で、なぜか診療所の初再診療のみを高くしたのです。その後も診療報酬改定で迷走を繰り返した結果、同じ病気でも診療所より病院で受診したほうが医療費は安くなりました。経済の原則からいえば、料金が安くて施設の整った病院での診察を望む人が増えるのは当然のことで、「病院再診料を低くすれば病院は積極的に患者を診ないのではないか」という厚労省の意図に反して病院に行く患者が減ることはありませんでした。この間違った施策のおかげで病院はますます忙しくなり、安い診療報酬でたくさんの患者さんを診なければいけない構造になっていったのです。

開業医は勤務医よりも収入が多い?

一方の開業医は、勤務医のように手術や当直に追われることがないので楽なのでしょうか? 開業医は通常の診療のほかに特定健診などの健康診断業務、学校医、産業医、そして子どもの定期接種、乳幼児健診などの仕事を受け持っています。また、今年大流行した新型インフルエンザなどの流行期には初診患者さんのほとんどは開業医を訪れます。感染した患者さんに追われながらインフルエンザのワクチンの投与も行なっていますが、この場合も開業医の勤務時間などについて厚労省から特段の配慮はありません。また、地区医師会では土日の休日診療所を主に開業医が受け持って、この時期に軽症患者さんが病院に押し寄せることを緩和しています。最近は多くの地区医師会で平日夜間にこどもクリニックを開設しています。

ここで、開業医の収入が多すぎるから開業医の診療報酬を削って、崩壊に瀕している勤務医に回せばよいという論調についてひと言述べさせて頂きたいと思います。2年に一度の診療報酬改定(患者さんを診察することで得る報酬で、政府が決定します)の時期になると、開業医の収入が勤務医より多いという報道が繰り返しなされます。本来は病院(経営者)から給与を受ける給与所得者の勤務医の年収と個人経営主である開業医の事業所得

図⑲　診療所（個人立）開設者の所得と「手取り年収」

診療所開設者の平均年齢は 59.4 歳（※注）であるので、55 ～ 59 歳のデータで示すと、個人立診療所開設者は事業所得としては 2,043 万円あるが、いわゆる「手取り年収」（サラリーマンの年収から社会保険料と税金を差し引いた部分に相当）といえる部分は 1,469 万円であった。

個人開業医の「手取り年収」― 55 ～ 59 歳―

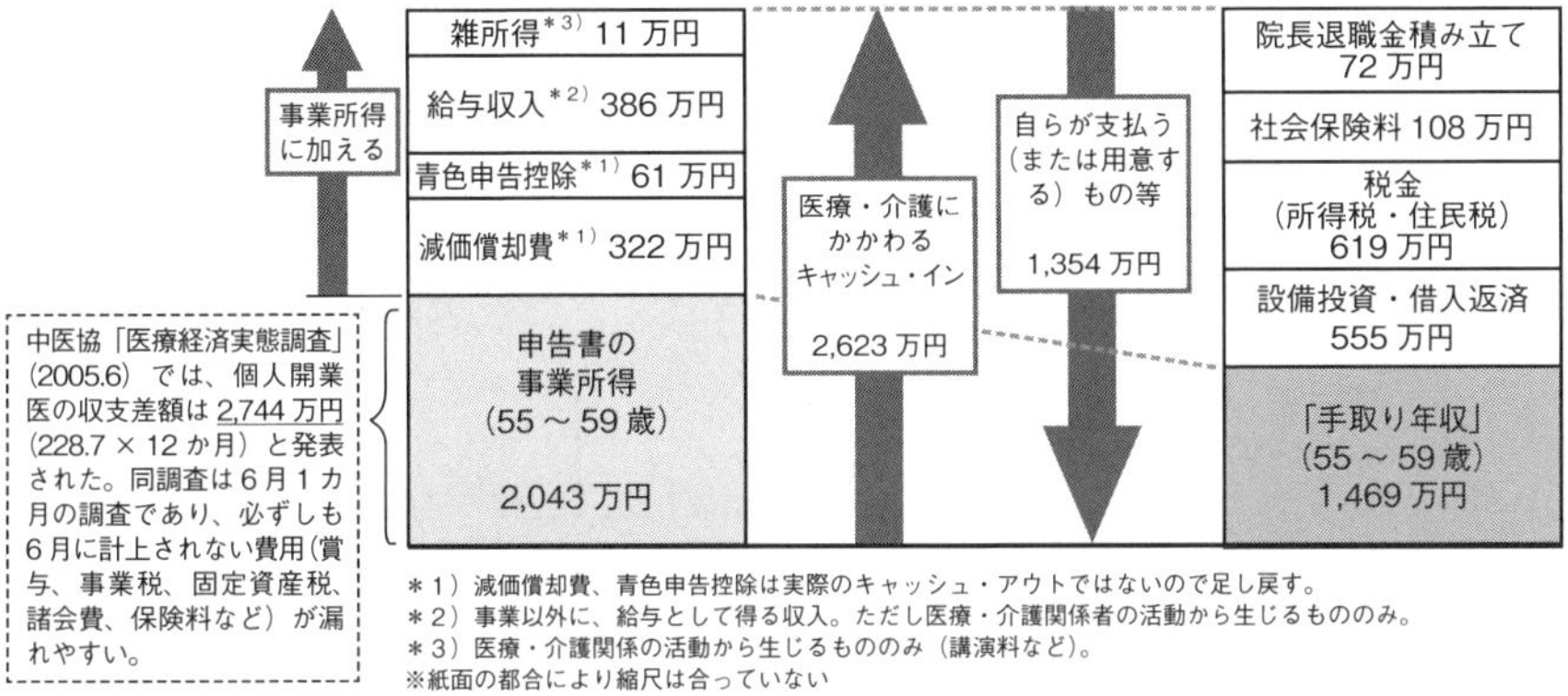

＊1）減価償却費、青色申告控除は実際のキャッシュ・アウトではないので足し戻す。
＊2）事業以外に、給与として得る収入。ただし医療・介護関係者の活動から生じるもののみ。
＊3）医療・介護関係の活動から生じるもののみ（講演料など）。
※紙面の都合により縮尺は合っていない

＊出所：（社）日本医師会『診療所開設者の年収に関する調査結果（2006 年分）』
2007 年 10 月 10 日定例記者会見資料 p2

※注　厚生労働省『平成 16 年医師・歯科医師・薬剤師調査』より、診療所の開設者（法人立も含む）の平均年齢
上記調査は個人開業医のみ。なお、『平成 18 年医師・歯科医師・薬剤師調査』では平均年齢は 58.0 歳。
社団法人　日本医師会（2009 年 6 月 10 日　定例記者会見）

の収支差額を比較すること自体がおかしなことです。開業医の収入とされるのは、実際は診療所の事業収入であり、ここからさらに借入金の返済や減価償却費、退職金積み立て分などを差し引いたものが院長の収入となります。平成20年時点で勤務医の1・7倍とされた開業医の収入から上記の費用を引いて勤務医と比較すると1・3倍程度となります（図⑲）。経営者としての開業医は診療以外に経営や労務などさまざまな仕事をして勤務医の1・3倍の収入を得ていますが、病院の先生と異なるのはC型肝炎などの感染症や病気に倒れて休業することになれば廃業するリスクも負っているのです。それでも開業医の収入は看過できないほど多いのでしょうか。

むしろ勤務医が時間外勤務に対して正当な報酬を得ていないため、結果的に不当に低い収入になっている（図⑳）ことが問題なのではないでしょうか？　診療報酬の内訳を決める中医

図⑳　勤務医の給与水準

勤務医の平均年齢が 40.0 歳（※注）であるので、40 ～ 44 歳で比較すると、勤務医の「手取り年収」は、大企業の記者よりやや高い程度であり、金融業などの部長クラスよりも低い水準であった。病院と診療所の対立構造に持ち込むのではなく、勤務医の年収が低すぎることを考慮すべきである。

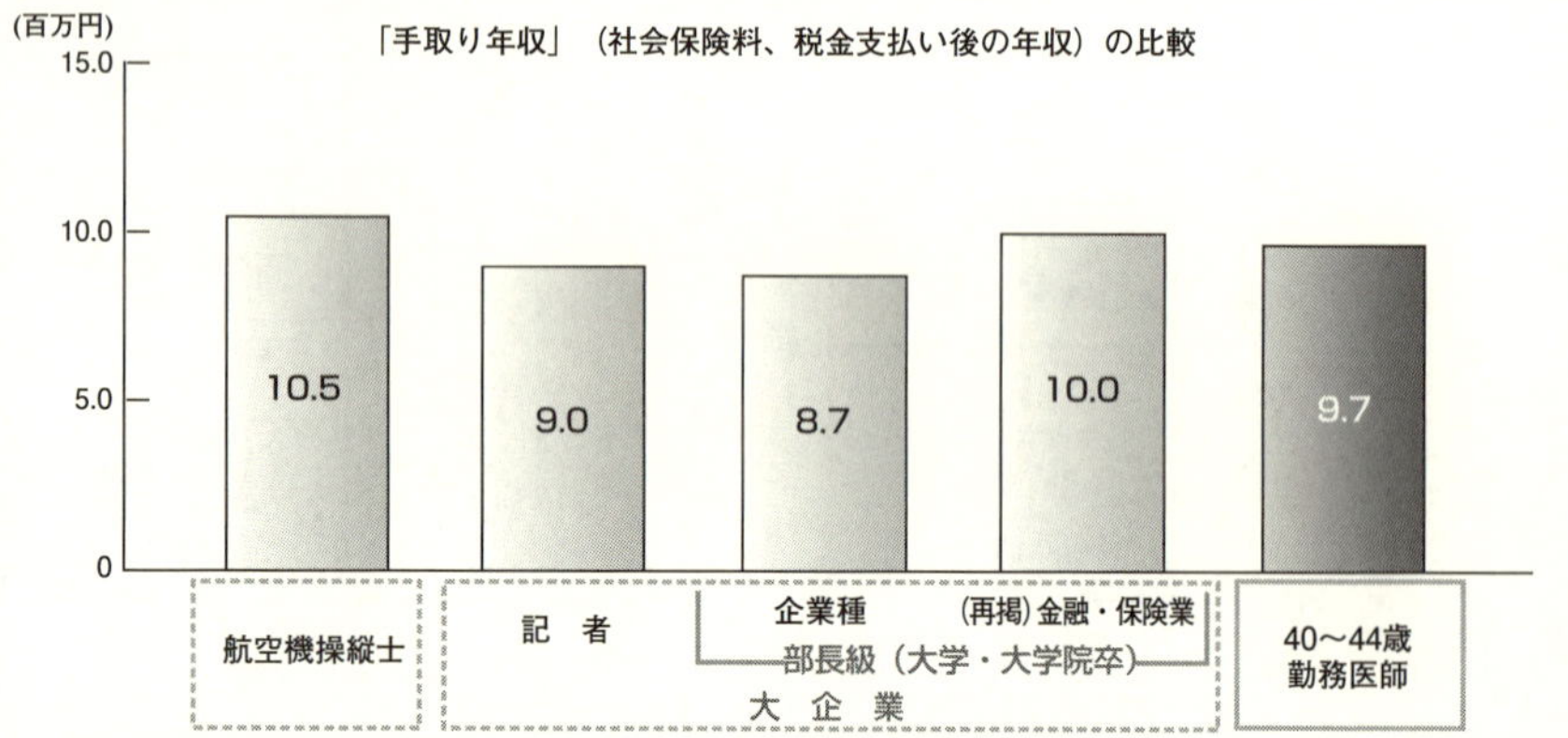

＊1）航空機操縦士、記者、大企業部長級、勤務医師は、厚生労働省『平成18年賃金構造基本統計調査』より。

＊出所：日医総研『診療所開設者の年収に関する調査・分析（2006年分）―日本医師会診療所に関する緊急調査―』2007年12月

※注　厚生労働省『平成19年賃金構造基本統計調査』　　社団法人 日本医師会（2009年6月10日定例記者会見）

協の病院の委員から「勤務医で開業医の収入をうらやむ医師などいない。勤務医の正当な労働環境を遵守してもらいたいのである。」との発言も出ています。医療崩壊の原因となっている病院勤務医の劣悪な労働環境の改善とは、「夜間休日の救急当直」などの時間外勤務を一般の会社での「事務宿直扱い」せず、労働基準法上の時間外勤務として計算し、法定労働時間を遵守するようにすることと時間外手当を正当に支給することなどです。ただこれらの勤務医が本来守られるべき労働条件を遵守するには今より多くの医療者と報酬すなわち「医療費の増加」が必要です。医療受益者の皆さんがこれらの事情をよく理解され「必要な医療費の増額」に賛成いただくか、サービスの低下が避けられなくても国民負担増は容認できないのかを議論して決定される必要があるのです。医療サービス利用者側の勤務医の労働環境改善へのアプローチとしては、「不要不急な夜間休日の病院受診を避ける」といった支援も大変重要なことです。医療供給側としては幼少児やリスクを持つ方々への救急受診への目安やガイドラインの啓蒙、テレフォンサービスなど相談窓口の普及、開業医による軽症患者さんの時間外受診体制のより一層の活性化などが必須です。

さて、小泉改革以来の診療報酬削減の影響は診療所にも及んでおり、単純に開業医と勤務医を収入や当直の面などで比較することは決して医療崩壊を改善することになりません。診療所が倒れれば病院の過重勤務が一層激化するばかりです。ER医でさえも8時間の労働時間が過ぎればきちんと引き継いで帰宅できる欧米のシステムをとりいれることこそが医療崩壊を防ぐ道であり、そのために必要な予算を出すかどうかを決めるのは医療制度を利用する国民の皆さんの考えであると思います。皆さんも32時間連続勤務で疲労のため「酔っぱらい運転」状態に近い医師に診察してほしくないと思います。

病院と診療所が連携して、それぞれの役割に徹する

開業医である私たちにとっても、病院は重要な存在です。日常の診療は診療所でもできますが、精密検査や、高度な手術などには対応ができません。患者さんに質の高い医療サービスを提供していくためには、病院の存在は不可欠なのです。しかし、前述したような政策によって勤務医の苛酷な労働環境が続くと、いずれ病院は入院にも救急にも対応できなくなり、本来の役割を果たせなくなります。

それぞれの医師は、それぞれの現場で頑張っていますが、これだけ社会が複雑になり、医療が高度化してきたいま、かぎりある資源を有効活用するためには、病院と診療所の役割を明確にして連携できる体制を整えていくべきでしょう。

まず、専門医が数多くいる病院は、入院や手術など高度な治療が必要な重症患者の治療、診療所の開業医は軽

症の患者の治療と予防というように、それぞれの役割分担を明確にします。そして、診療所に通っていた患者が重症化したら病院に紹介する。

反対に、重症だった患者の症状が落ち着いたり、治療の目処がたってきたら、病院から近所の診療所を紹介する。

このように勤務医と開業医が歩み寄って、病院と診療所の連携を地域ごとに図っていけば、勤務医の労働環境を改善し、質の高い医療サービスを患者さんに提供することが可能になると思います。

また、現状では昼間働いた勤務医が、そのまま夜間救急の対応もしています。開業医である私も、持ち回りで月1回は地域の夜間診療に行っていますが、ある程度は対応できても、これが連日になると昼間の診療に支障をきたします。勤務医と開業医がそれぞれの役割に徹するために、米国のように、昼間の診療とは別に、夜間救急は夜間専門の救急救命室（ER）を立ち上げるべきだと思います。ただし、これを実現するには、医師の増員、財源の裏づけも必要になるでしょう。

医療費もいまのように限られたパイを取りあうのではなく、重症患者を診る病院や小児科・産科の診療報酬は、診療所よりも手厚くするなど、誰もが納得できる診療報酬体系を構築すべきではないでしょうか。

家庭医の養成を国家的なプロジェクトに

理想の医療体制は、ふだんは何でも相談できる診療所にかかり、病気が重症化したら病院、夜間に具合が悪くなったら夜間専用の救急救命室に行くという3本立てです。「こんなときは、どこに行くべきか」ということが、ふだんから分かっていれば患者さんも安心できるはずです。

ところが、残念ながらいまはまだこうした医療体制が整っていません。その一因は、診療所が「総合医」としての役割を果たせていないからで、開業医である私たちにも責任があるでしょう。開業する人の多くは大学病院などで専門分野の医療を学んでいます。循環器科、整形外科など自分の専門分野の医療に関しての知識は豊富でも、人の病気はそれだけではないので、本来なら診療所の開業医には幅広い医療の知識が求められます。

たとえばイギリスでは、ＧＰ（General practitioner）と呼ばれる家庭医が各地域にいて、病気になったときは誰でも最初にＧＰに相談します。ＧＰが必要だと判断すれば、専門病院に紹介するという制度になっています。ＧＰは医療に対する豊富な知識が必要とされ、まさにホームドクターという位置づけです。ただし、イギリスの家庭医制度は自分が登録した以外のＧＰには見てもらえませんし、予約を取るだけでも時間がかかります。具合が悪くても、すぐには診察を受けられないという欠陥もあり、これをこのまま日本の制度に当てはめればよいわけではありません。

ただ、病気予防やワクチン接種、日常的な診療のほか、通常の分娩まで扱えるＧＰのように、専門分野にこだわらずに、幅広い医療の知識をもって、「とりあえず、あの先生のところに行けば、なんとかしてくれる」という頼りになる存在を目指したいと私自身は思っています。

しかし日本の現状は、開業にあたっても「家庭医・総合医」としての特別な訓練を受けるわけではなく、医師が個別に小児や在宅医療、メンタルヘルスなどの研修を受けて研鑽《けんさん》しています。これでは開業医の技量にバラツキがあり、真に国民から信頼される医療サービスは担保されません。診療所が地域の中で病院との連携を果たす役割を果たすためには、開業前に「総合医」としての訓練を制度化すべきでしょう。

厚生労働省には、医学部教育の中で総合医を育成するための研究班が立ち上げられ議論が進んでいます（図㉑）。この中でも、「家庭医・総合医は専門性を有する医師として、充実した教育体制と厳格な専門医認定制度のもとに認証されるものでなければならない」としています。他の専門医と同様に、医学部の後期研修の段階で「家庭

図㉑　医療における安心・希望確保のための専門医・家庭のあり方に関する研究班の提言

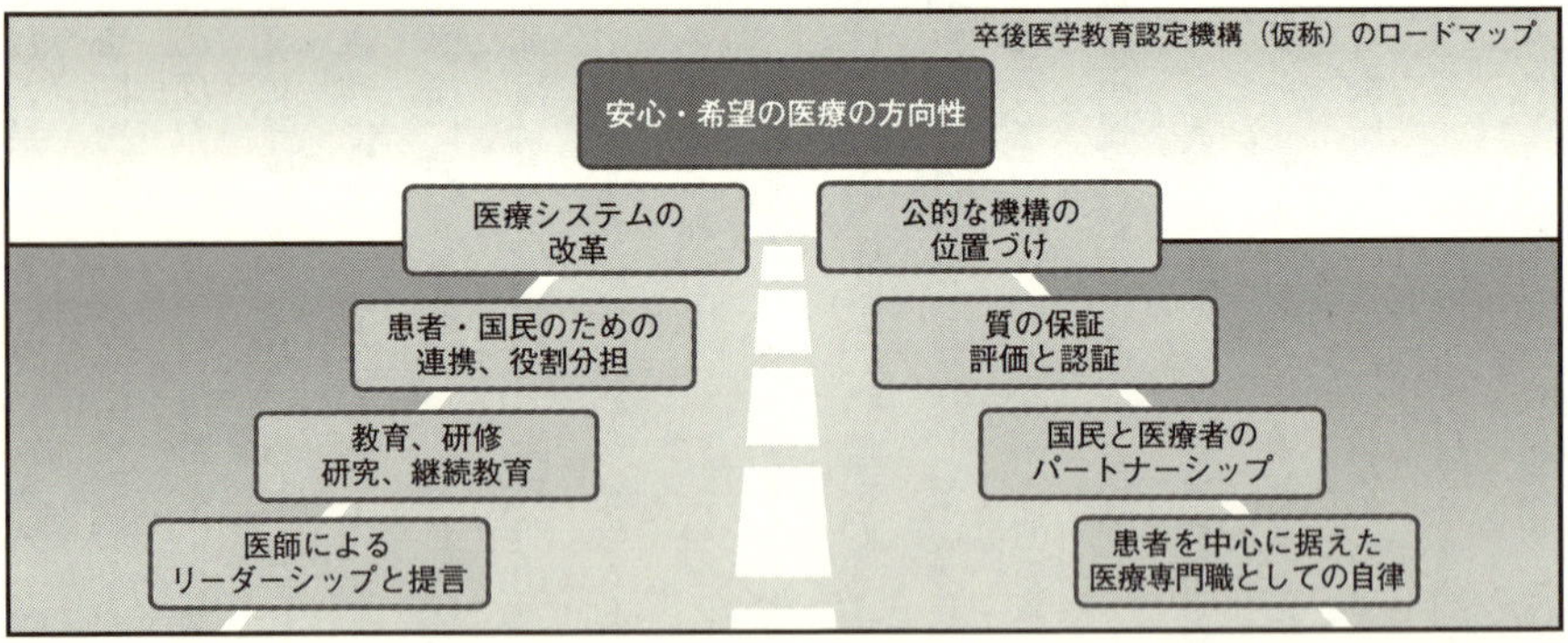

図㉒　医療における安心・希望確保のための専門医・家庭のあり方に関する研究班の提言から：卒後医学教育認定機構のイメージ

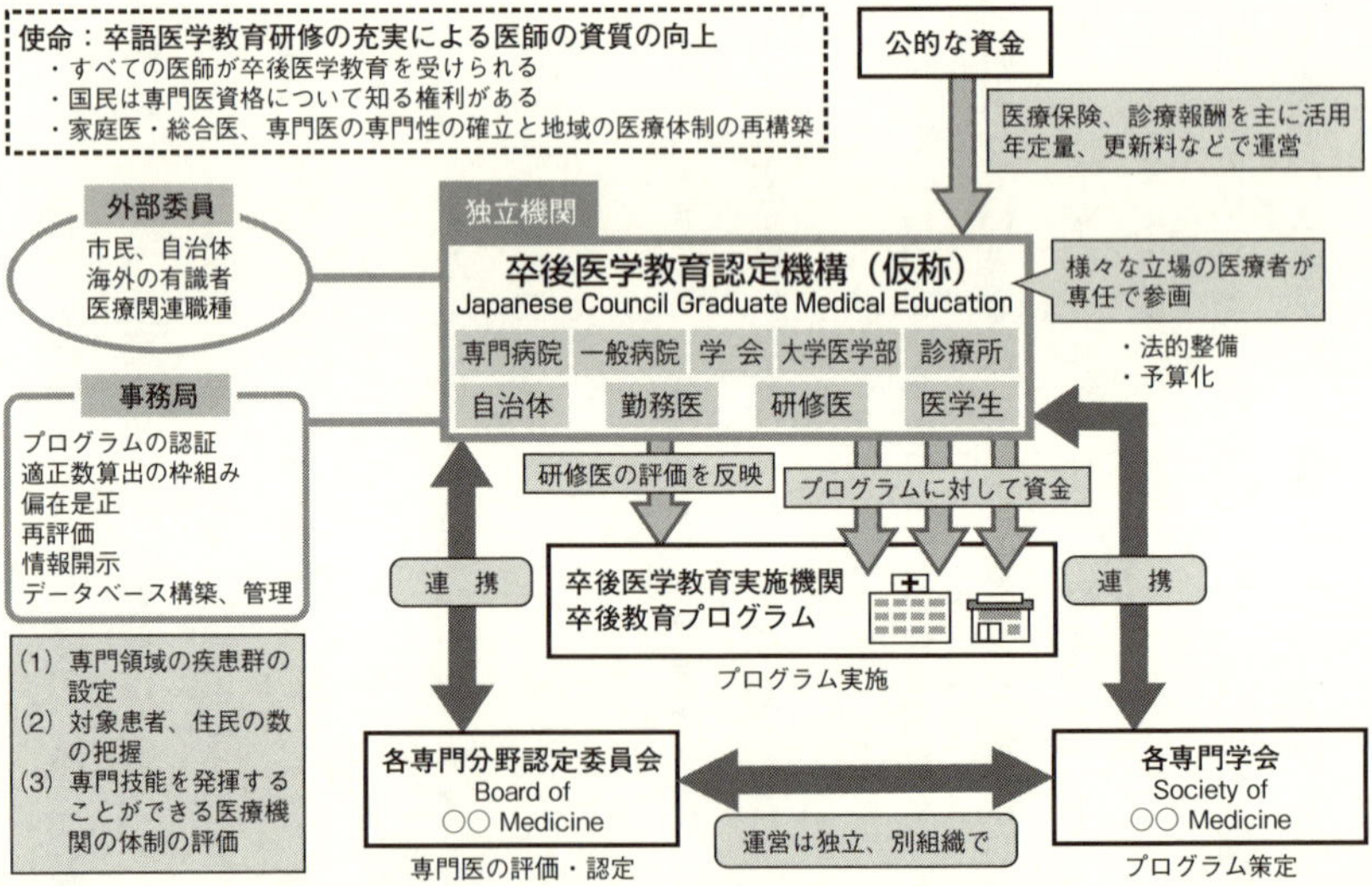

医・総合医」という名の専門医を育成していくことも必要でしょう（図㉒）。ただし、既に開業して地域医療を担っている開業医にも例外なく研修を課すことは実際的ではないでしょう。中堅・高齢の医師には経過措置としての講習を受けるようにし、これから医師になる人、トレーニング中の人たちから変えていくことが現実的な対応と考えます。

患者も「かかりつけ医」をもつ努力を

疲弊している勤務医の労働環境を改善するには、大胆な財源の投入や適切な診療報酬の改定など行政レベルの改革は不可欠ですが、国民一人ひとりにもできることがあります。それが、家の近所にある診療所を信頼できる「かかりつけ医」にすることです。

かかりつけ医がいれば、病気のことなら何でも相談できますし、症状によっては病院にいくべきかどうかの判断もしてもらえます。医療の質にバラツキがあるのは事実ですが、診療所の中には、医療制度や健康についての情報提供を行なっているところもあるので、自分や家族の病気予防にも役立ちます。

勤務医の労働環境をこのままにしておくと、重症患者を受入れられる病院がなくなり、最終的に困るのは国民の皆さんです。それを避けるために、患者さんもこの国の医療を守る一員という意識をもち、かかりつけの診療所を作ることを少し意識してみましょう。

32 地域医療を守るために、住民としてできること

丹生 裕子（兵庫）県立柏原病院の小児科を守る会 代表）

3つのスローガン

「うちの子の病気のこと考えたら、柏原病院の小児科がなくなるんは、ほんまに困るんや……でも先生のあんな姿見とったら『辞めんといて』とは、よう言わん……」

07年4月、県立柏原病院の小児科・産科の危機を伝える記事が地元紙「丹波新聞」に掲載されました。それを受けて開かれた座談会で、小児科への入退院を繰り返している子どもの母親が、涙ながらに語ったのが冒頭の言葉です。これは柏原病院の現状をよく表しています。

「県立柏原病院の小児科を守る会」はこのような状況を変えていくために「こどもを守ろう！ お医者さんを守ろう！」を原点に、3つのスローガン「❶コンビニ受診を控えよう ❷かかりつけ医を持とう ❸お医者さんに感謝の気持ちを伝えよう」を掲げ活動を進めています。医師の増員を求めるのではなく「いまいるお医者さんを大切にする」という考えに基づき、住民としてできることを探し出し、実践しています。

目に見える形で

3つのスローガンを目に見える形で住民に呼び掛けるために、さまざまな啓発グッズを考案しました。「こどもを守ろう！　お医者さんを守ろう！」「地域医療を守るのは一人ひとりの心がけ」と書かれたマグネットステッカー。これを車に貼って走ることで、医療に理解のある地域だということが内外にアピールできるのではないかと考えています。そして「小児救急電話相談#８０００」のステッカー。こちらは冷蔵庫などに貼って、受診に迷った時に電話相談して欲しいと思います。

子どもの救急に関する情報をまとめた冊子「病院に行く、その前に」は、子どもの症状に従ってチャートをたどると、いますぐ受診すべきかどうかが判断できるようになっています。その他にも、粉薬の上手な飲ませ方や座薬の正しい使い方など、ホームケアを中心にまとめ、丹波市の協力のもと、市内の乳幼児のいる家庭に全戸配布されました。

また、日頃の感謝の気持ちを目に見える形で伝えられるように、柏原病院小児科窓口に「ありがとうポスト」を設置しました。ポストに集まったメッセージは小児科前の待合廊下に掲示しています。そのような感謝の気持ちが日本全国に広がることを願い、講演に行った先々でも参加者に「ありがとうメッセージ」を書いていただき、各地のお医者さんに『感謝』を届ける活動をしています。その他、ホームページやブログの運営、地元の医療情報を載せた携帯メールマガジンの配信、地域医療の現状を伝える啓発チラシの作成・配布など、日々の情報発信にも力を入れています。

活動の広がり

住民の協力によって、発足半年後には、小児科の時間外の受診者数が半減しました。小児科の先生は、「受診者数は減っても入院する患者さんの数は減っていない。つまり入院率が上昇し、重症の患者さんが集まる、本来の病院の機能が果たせるようになった」と報告されました。

07年10月、神戸大学からの応援医師派遣がスタートしました。お医者さんを招くために丹波市からも負担金が出されました。市が、県立病院に対して金銭支援をするのは兵庫県内では初めての事例でした。そして08年4月に2人、6月に1人、09年5月に1人の小児科医が相次いで着任し、ゼロになることが懸念されていた柏原病院の小児科は、過去最高の常勤医6人体制となりました。(その後増減を繰り返し、10年4月現在は5人体制)これは住民一人ひとりが「自分には何ができるか?」を考え、実際に行動に移したからこその結果だと思っています。

守る会の活動は他の地域にも広がり、さまざまな地域で「お医者さんを大切にしよう、賢い親になろう」という住民主体の活動が始まっています。丹波市内でも、地域ぐるみの取り組みが目立つようになってきました。商店街の街路灯には啓発フラッグがはためき、ショッピングセンターには啓発ポップが溢れ、町を走るタクシーや通園バス、企業の営業車には「地域医療を守るのは一人ひとりの心がけ」と書かれたステッカーが貼られています。

今後の取組み

現在、守る会の活動として一番力を入れているのが、子育て世代向けの医療座談会「ママのおしゃべり救急箱」(通称ママ救)です。守る会メンバーが地域の子育て学習センターなどに出向き、地域医療の現状を知らせるスライドや、医療のことを楽しく学んでもらうための○×クイズなどを行なっています。スライドの中では「医療の不確実性」にも触れ、医学が必ずしも万能ではないということを理解してもらいたいと願っています。中でも、子どもの健康や地域医療に関する資料を用意し、お母さん自身が必要だと思う資料だけを専用ファイルに綴じて持ち帰ってもらう「資料バイキング」は大変好評です。

子ども向けにも、紙芝居『くませんせいのSOS』を読んだり、缶バッジを作ったりして、親子共々楽しんでもらっています。

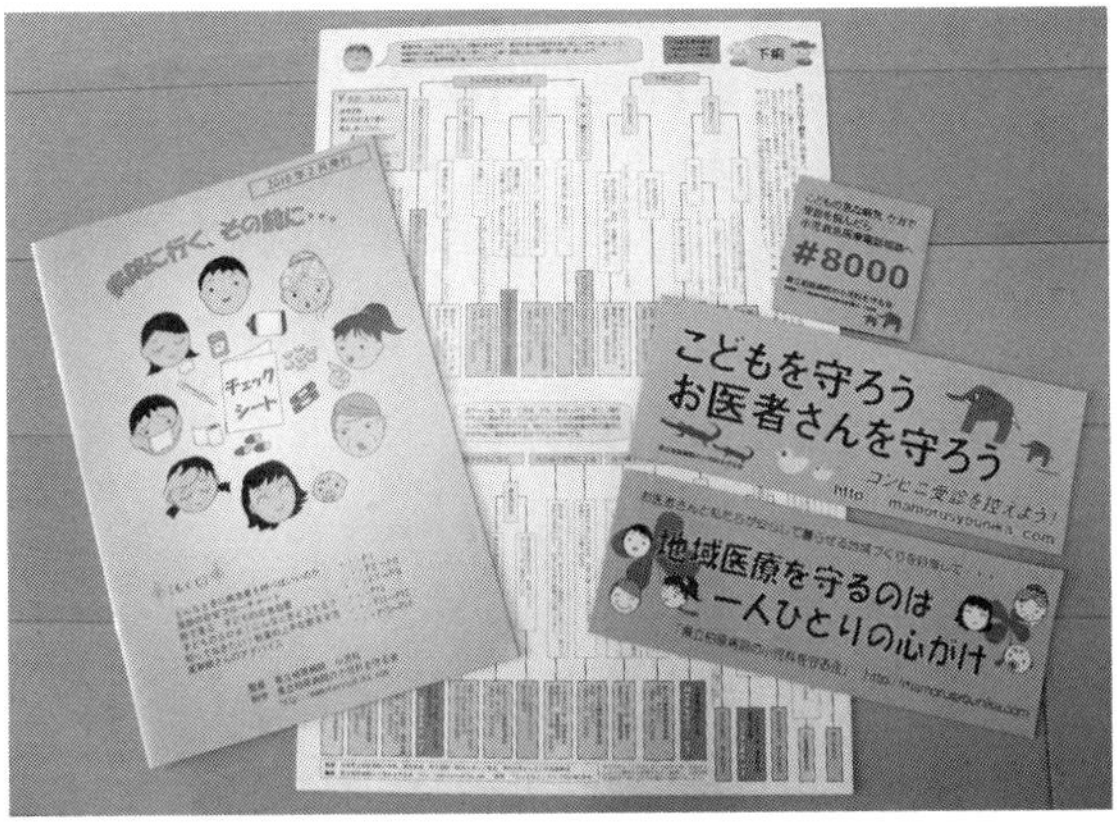

●小児救急冊子とステッカー

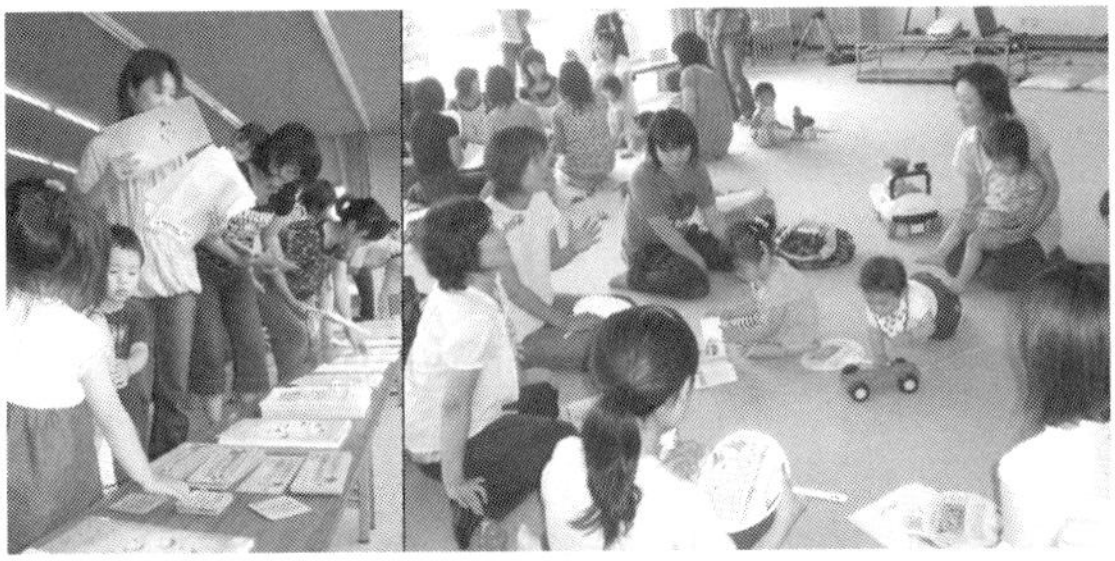
●「ママのおしゃべり救急箱」の開催風景

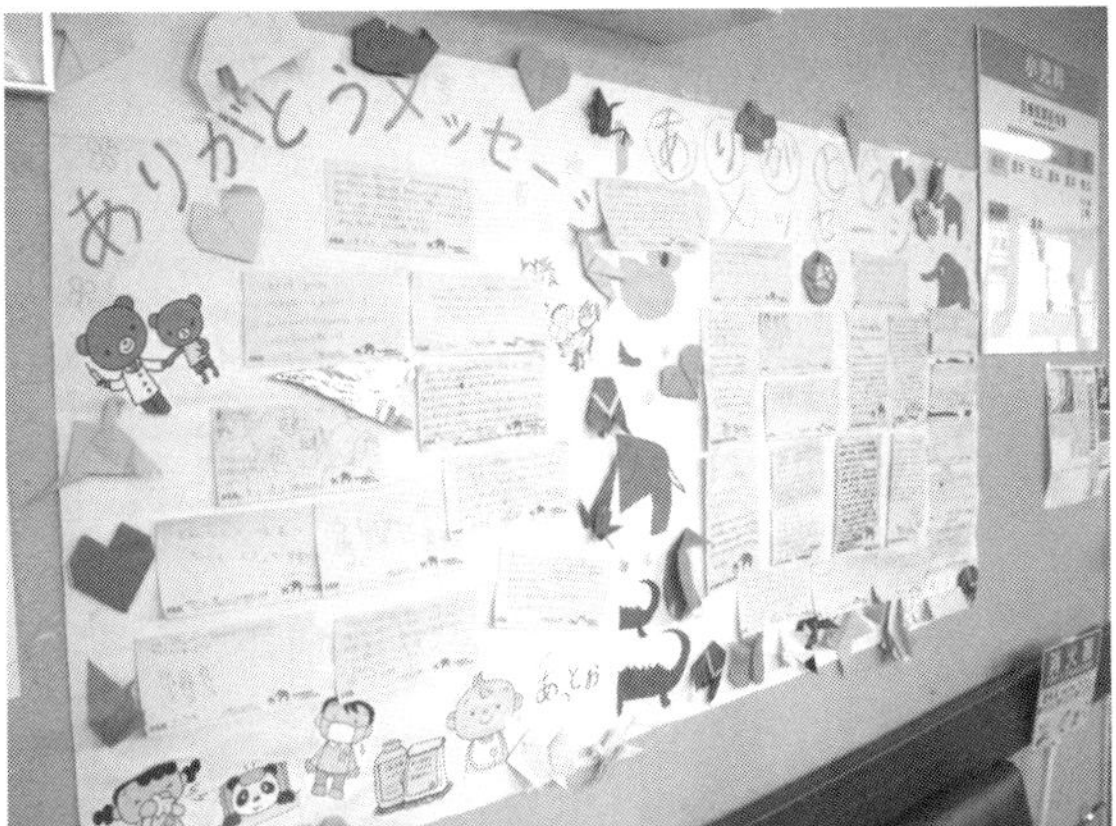

●柏原病院小児科外来のありがとうメッセージ

メインの座談会は、できる限りママたちの不安に寄り添い、親身になって対応ができるように、少人数のグループに分かれて行なっています。日頃感じている子育ての悩みや医療に関する疑問などを出し合い、ざっくばらんにおしゃべりすることで、ママたちが抱えている不安を少しでも軽減できればと思っています。

私たちでは答えきれない医療に関する質問は、一旦持ち帰って柏原病院の先生などにお尋ねし、前出のメールマガジンの中で「Q&A」として配信しています。今後は医療関係者を講師に招き、専門知識を分かりやすく講義していただく「コラボママ救」を定期的に開催していきたいと考えています。

活動と共に広がっていく問題意識

守る会は、2010年4月に発足3周年を迎えました。長いようで短かった3年間。こんなにも「地域医療」について考えるようになるとは思いませんでした。私たちの暮らす丹波が、安心して子どもを産み育てられる地域であり続けて欲しい。そのためにはお医者さんの力が不可欠です。「子どもを守りたい!」そして「お医者さんを守りたい!」その気持ちが活動の原点でした。「県立柏原病院の小児科を守る会」として活動を始めましたが、活動を進めるうちに、私たちが守りたいのは小児科だけでなく、柏原病院だけでなく、丹波の「地域医療」だということに気づきました。

お医者さんと住民は、医療を「施すもの」と「受けるもの」という相対するものではなく、共に力を合わせて地域の医療を作り上げていく『パートナー』のようなものだと感じています。行政がすべきこと、医療者が努力しなければならないこと、そして住民だからこそできること……。それぞれの立場の方が同じ目標に向けて協力すれば誰もが安心して暮らせる地域になるのだと信じています。

33 地方の病院に医師をとりもどすこれだけの方法

藤本 晴枝（「NPO法人地域医療を育てる会」理事長）

研修医に選ばれる病院とそうでない病院

「じゃんけん、ぽん！」若いお医者さんたちが、ジャンケンをしています。これは、新しい医師の臨床研修制度が始まる前のこと。大学を卒業した医学生たちは、医師の資格を取るための国家試験を受けます。晴れて合格すると、今度は研修医として仕事をするための病院を決めるのです。

大学には、それぞれに大学付属病院や関連病院があり、研修医はそれらのどこかに「派遣」されます。病院の中には、研修医が「行きたい」と思う病院と「あそこでは働きたくない」と思う病院があります。そこで、先ほどのようなジャンケンになるわけです。

もちろん、すべての大学で研修先をジャンケンで決めていたわけではありません。しかし、自分が「行きたくないな」と思うような病院でも、大学の教授から「君は、あそこの病院に行くんだよ」と言われれば素直に従わなくてはなりませんでした。

04年に、新しい医師の臨床研修制度が始まりました。大学を卒業した若い医師は、2年間で内科・外科・産婦人科・小児科……とさまざまな診療科目を研修することになりました。そして、研修する場所を日本全国の研修指定病院から選べることになりました。そうすると、それまで大学から若い医師が送られてきた病院の中のいくつかには、研修医が来なくなってしまいました。制度が変わることによって、いままではひそかに「あそこは行きたくない病院」とされていた病院に、本当に医師が来なくなってしまったのです。

誰かのせいにしたがる住民

病院には入院を必要とする患者が来ます。日ごろは診療所に通っている患者も、具合が悪くなれば病院で検査や治療を受けることになります。この病院の医師が不足すると、診療できる患者の数が少なくなります。すると受け入れてもらえなかった患者は他の病院に行きます。そこにも十分な医師がいなければ、医師の仕事は大変忙しくなり、場合によってはそこの医師も他の病院へ移ったり、病院を辞めて開業したりすることになります。こうして、一つの病院の医師不足はあっという間に地域全体の病院の医師不足になってしまいます。

患者は不安です。いつも診てもらえていた病院で診てもらえなくなったり、救急車を呼んでもなかなか病院が決まらなかったりすると、「一体どうなっているんだろう」「誰の責任でこうなったんだろう」と考えます。そうして、その不安や不満を、忙しい中でがんばっている医師や看護師にぶつけてしまいます。するとさらに、医師や看護師が辞めていくのです。

医師と患者が分かり合うきっかけを作る

私は、自分が住んでいる地域の病院から医師が少なくなっていったときに、なぜこのような事態になったのかを知りませんでした。私はもともと医療関係の仕事をしていたわけではなく、医療に関しては素人です。たまたま、千葉県立東金病院の平井愛山院長先生にお話を伺うことができました。そのころ東金病院では、内科の医師がどんどん減っていたのです。

平井先生のお話を聞き、私は医師の研修制度をきっかけにして、病院から医師が減っていったことを知りました。同時に、この問題の解決を行政や医療機関だけに任せておくのは無理だと思いました。地域に住んでいる、私たち住民が一緒になって、良い知恵を出していく必要があると強く感じたのです。

ところが、病院の医師が減っていること、なぜ減ってしまったのか、少ない数で患者の治療をしている医師はどのくらい忙しいのか……など、一般の人は知らないことがたくさんあります。まずはそうしたことを皆が知り、どのようにしたらよいのかを皆で考えるきっかけが必要です。そこで私は05年に「NPO法人地域医療を育てる会」を作り、「対話をする地域医療を育てる」を会のミッションにして活動を始めました。

❶情報の発信

現場の医師がどんなに疲れきっていても、24時間365日救急患者を受け入れていれば、地域の住民は「あの病院は大変らしい」とは思いません。そうこうしているうちに、疲れ切った医師がある日一斉に退職する、そんな病院がありました。こんな事態が全国どこでも起こりかねません。

病院という建物の中でどのようなことが起こっているのか、それを地域の人々に知ってもらうことが大切です。そこで私は地域の皆さんに読んでもらうための情報紙「CLOVER（クローバー）」を作りました。毎月2万枚、いままでに45号発行しました。主なタイトルは「病院から医師がいなくなる!?」「救急車が来ない!?」「かかりつけ医のないお産はとっても危険」などです。

どの号も、2つのポイントを中心に取材をしました。

(1)医療や行政の現場では、いま、何が問題となっているのか。どのような取り組みをしているのか

(2)問題解決のために、住民には何ができるのか。

たとえば、救急の問題は私たちの住む地域でも深刻です。救急車に乗った後、受け入れ先の病院がなかなか決まらないことも珍しくありません。その一方で、救急外来に来る患者さんのうちの半数は、入院しなくてもすむような軽症の患者さんなのです。これでは、救急患者を診ている医師や看護師は大変です。

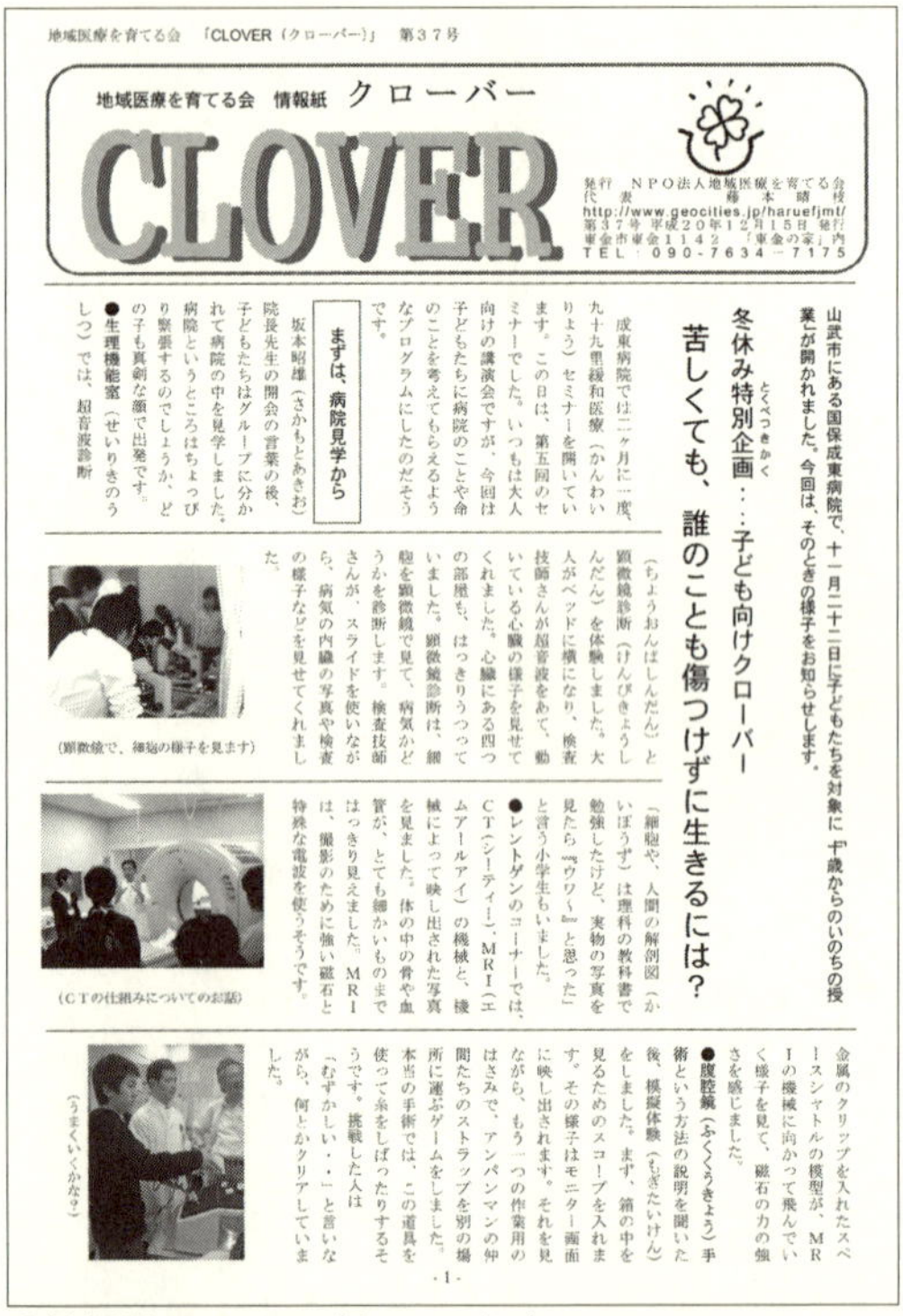

地域医療を育てる会　「CLOVER（クローバー）」　第３７号

地域医療を育てる会　情報紙　クローバー

CLOVER

発行　ＮＰＯ法人地域医療を育てる会
代表　藤本晴枝
http://www.geocities.jp/haruefjmt/
第３７号 平成２０年１２月１５日 発行
東金市東金１１４２　「東金の家」内
TEL：090-7634-7175

山武市にある国保成東病院で、十一月二十二日に子どもたちを対象に「十歳からのいのちの授業」が開かれました。今回は、そのときの様子をお知らせします。

冬休み特別企画《とくべつきかく》・・・子ども向けクローバー

苦しくても、誰のことも傷つけずに生きるには？

成東病院では二ヶ月に一度、九十九里緩和医療（かんわいりょう）セミナーを開いています。この日は、第五回のセミナーでした。いつもは大人向けの講演会ですが、今回は子どもたちに病院のことや命のことを考えてもらえるようなプログラムにしたのだそうです。

まずは、病院見学から

坂本昭雄（さかもとあきお）院長先生の開会の言葉の後、子どもたちはグループに分かれて病院の中を見学しました。病院というところはちょっぴり緊張するのでしょうか、どの子も真剣な顔で出発です。

●生理機能室（せいりきのうしつ）では、超音波診断（ちょうおんぱしんだん）と顕微鏡診断（けんびきょうしんだん）を体験しました。大人がベッドに横になり、検査技師さんが超音波をあて、動いている心臓の様子を見せてくれました。心臓にある四つの部屋も、はっきりうつっていました。顕微鏡診断は、細胞を顕微鏡で見て、病気かどうかを診断します。検査技師さんが、スライドを使いながら、病気の内臓の写真や検査の様子などを見せてくれました。

（顕微鏡で、細胞の様子を見ます）

「細胞や、人間の解剖図（かいぼうず）は理科の教科書で勉強したけど、実物の写真を見たら『ウワ～』と思った」と言う小学生もいました。

●レントゲンのコーナーでは、CT（シーティー）、MRI（エムアールアイ）の機械と、機械によって映し出された写真を見ました。体の中の骨や血管が、とても細かいものまではっきり見えました。MRIは、撮影のために強い磁石と特殊な電波を使うそうです。

（CTの仕組みについてのお話）

金属のクリップを入れたスペースシャトルの模型が、MRIの機械に向かって飛んでいく様子を見て、磁石の力の強さを感じました。

●腹腔鏡（ふくくうきょう）手術という方法の説明を聞いた後、模擬体験（もぎたいけん）をしました。まず、箱の中を見るためのスコープを入れます。その様子はモニター画面に映し出されます。それを見ながら、もう一つの作業用のはさみで、アンパンマンの仲間たちのストラップを別の場所に運ぶゲームをしました。本当の手術では、この道具を使って糸をしばったりするそうです。挑戦した人は「むずかしい・・」と言いながら、何とかクリアしていました。

（うまくいくかな？）

-1-

●情報紙CLOVER（クローバー）

「CLOVER」では、「具合が悪いと思ったら、できるだけ昼間のうちに受診しましょう」と、繰り返し呼びかけています。この記事を読んだ人が、あるとき夜中に急に具合が悪くなりました。自分で車の運転ができないので救急車を

呼ぼうと思いましたが、「これで救急車を呼んだら、クローバーに書いてあった『安易な救急車の利用』になる」と思い、家の人を起こして自家用車で病院に行ったそうです。自家用車やタクシーで病院に行ける人が救急車を使うと、命にかかわる重症な患者を運ぶための救急車がない、という事態も起きるのです。このような情報は、あらかじめ皆が知っておく必要があるものですから、「CLOVER」のような情報紙で繰り返し伝えることが大切だと思います。

❷対話の場を作る

情報紙やホームページでの情報発信は一方通行です。自分たちの地域の医療を良くするために知恵を出し合う「対話の場」が必要です。私たちはいままでに学習会、懇談会、連続講座などいろいろなイベントを企画して、地域の人々が集まるきっかけを作ってきました。

●地域医療連続講座

「夢と希望を創る地域医療プロジェクト」と題して、6回の連続講座を開きました。地域の医療問題を学ぶためには、「医師・患者関係」「医師の育成方法」「病院の経営」「地域の病気予防」「医療機関の連携」など、いろいろな視点から講演を聴いたり検討をしたりする必要があるからです。4回目以降の3回の講座では、講師の先生のお話を聞いた後、参加者が全員各グループに分かれて意見交換をしました。グループには一般市民の他に行政関係者や医療関係者も入っていて、「自分とは立場の違う人の意見を聞くことができて大変良かった」という感想がたくさんありました。

●東金病院レジデント研修

私たちは、患者の話をきちんと聞いて、分かりやすい説明ができる医師に診察してもらいたいと思います。そういった医師になるために、私たちでお手伝いするのがこの研修です。診察室以外の場所で、お互いに心を開いて話をすることができるこの研修は、市民・医師両方にとってとても貴重なものです。市民からは「病気予防の勉強になる」、医師からは「一般の人が自分の話をどのように理解しているのか参考になる」といった感想が寄せられています。

以上のような活動を通して、医療を提供する側と受ける側がお互いのことを理解しあうことができます。このような取り組みに魅力を感じて、東金市に来てくれる医師も増えてきました。医師にとって魅力のある地域は、私たち市民にとっても、質の高い医療を受けられる地域だと思います。これからもお互いを理解するための活動を続けていきたいと思います。

Column

ラテンのノリでいきましょう！　がモットー「日本の医療を守る市民の会」の取り組み

早川幸子（「日本の医療を守る市民の会」、フリーライター）
内藤眞弓（「日本の医療を守る市民の会」、ファイナンシャルプランナー）

ワーキングプアや貧困、教育格差など、いま、日本にはさまざまな問題が渦巻いています。中でも崩壊が報じられる医療はまったなしです。人々の健康を守る医療は国作りの根幹にかかわる問題で、きちんとした医療制度なくして安心した社会生活は送れません。これまで社会運動とは無縁で、特別な団体に属しているわけでもありませんが、自分の中に沸き起こった問題意識を共有した私たちは、「できることからやってみよう」と「日本の医療を守る市民の会」を立ち上げました。

私たちはふだん医療者でも、患者でもありません。医療には素人の一般市民です。でも、社会保険料や税金を負担し、病気やケガをしたときは患者になる医療制度の当事者です。制度作りを誰かに任せてしまうのは楽ですが、その責任は私たちみんなが負うことになるのです。

「医療に対してどのようにお金が使われているのか」「法律はどう変わるのか」ということにもっと関心を持つべきだ。そう考え、医療問題の理解を深めるために市民向けの勉強会を開催することにしました。これまでに取り上げたテーマは「医療制度の全体像」「医療事故」「財源問題」「診療報酬審査の仕組み」などで、各分野の専門家を招いて08年３月から月に１回のペースで勉強会を続けています。

参加者からは「これからは財源論についてのニュースにも気を配り、自分で考えを持てるようになりたい」などの感想もいただき、なんらかのアクションを起こすきっかけになったことをうれしく思います。

私たちのモットーは、「ラテンのノリでいきましょう！」。複雑に絡み合った社会保障の問題は一筋縄では解決できませんが、この会を通じて、社会のために身を粉にして活動する方々と出会えたことが私たちの勇気の源です。どんなときも明るさを失わず、これからも前向きに活動を続けていきたいと思っています。

●あとがきにかえて

07年の夏、キューバを旅しました。アメリカによる経済封鎖が続くキューバは、物質的には豊かではありません。キューバ共産党の一党独裁を嫌い、海外へ亡命する人もいます。建物は所々崩れているし、公共の交通機関は少ないので、表面的な「きれいさ」「便利さ」はないかもしれません。でも、人々の顔は一様に明るく陽気で、とくに子どもたちの目の輝きに心を奪われました。

その理由は、「民族性」の一言で片付けられるものではなく、誰もが平等に無料で医療や教育を受けられる社会基盤があるからだと思いました。ソ連の崩壊でGDPが大幅に減少したときも、キューバは軍事費などの予算を削り、生きていく上でいちばん大切な医療や教育の無償化を継続しました。その選択をしたカストロには、革命勝利から一貫して「国民を守る」というブレない意志を感じます。

翻って自分が生まれた国に目を移すと、怒りを通りこして悲しくなるありさまです。構造改革の名のもとに断行された社会保障費の削減は、弱者に負担を皺寄せすることで逃げ切りをはかり、社会のいたるところに歪《ゆが》みを起こしました。医療制度改革も医療費の削減が最大の目的で、国民の健康など二の次。財源をギリギリまで絞った結果、過酷過ぎる労働環境に耐えられなくなった勤務医は職場を立ち去り、産科医不足などが次々と表面化しました。

そんな状況を何とかしたいと始めた活動ですが、医療の実態を知るにつけ、「ちっぽけな私たちに、どうにかできる問題じゃない」と心が折れそうになることもしばしば……。それでも、私たちの気持ちを支えてくれたのは、「日本の医療を守る市民の会」を通じて出会ったたくさんの方々でした。

日々の診療のかたわら医療崩壊を阻止のための講演や執筆活動をする医師、病院と力を合わせて地域医療を崩壊から救った市民団体、患者本位の医療を実現するために発言する医療者団体、子どもたちのためにワクチンラグ・ドラッグラグをなくす取り組みをする団体、患者の立場から医療界に提言する医療事故被害者の方、正しい情報を市民に届けようと努力するマスコミ関係者、財政や社会保障の問題を分かりやすく解説してくれる研究者……。

時として思いがすれ違うことはあっても、「医療をよくしたい」「誰もが安心して暮らせる社会にしたい」という共通の思いのもと活動している方々の存在に、「私たちはひとりじゃない！」という勇気をいただきました。

本書はそんな「つながり」から生まれました。私たちの活動を通じて出会った方々にお声をかけさせていただき、ご自身の活動について執筆していただきました。医療が抱えている問題は他の誰かのものではありません。無関心に通りすぎれば、必ず、自分に降りかかってきます。本書をヒントに、それぞれの立場から社会をよくする行動を始めていただければ幸いです。一つひとつの活動は、小さな「点」にしか過ぎないけれど、その点がつながり「面」になれば、社会を変える大きな力になると信じています。

最後に、執筆陣の皆さま、監修の本田宏先生のお力によって、本書をまとめることができました。本当にありがとうございました。そして、いつも私たちを支えてくださるたくさんの善意に、この場を借りて感謝申し上げます。

お金があろうがなかろうが、どんな親の元に生まれようが、肌の色が何色だろうが、人は誰もが尊い存在です。平等にスタートラインに立ち、尊厳を持って安心して暮らせる世の中になることを願って……。


早川幸子（「日本の医療を守る市民の会」）

●参考になる本

『健康格差社会―何が心と健康を蝕むのか』近藤克則、医学書院（2005）

『新・患者の権利オンブズマン』患者の権利オンブズマン、明石書店（2006）

『人は誰でも間違える―より安全な医療システムを目指して』米国医療の質委員会医学研究所（著）、医学ジャーナリスト協会（翻訳）L. コーン、J. コリガン、M. ドナルドソン、日本評論社（2000）

『誰が日本の医療を殺すのか―「医療崩壊」の知られざる真実』本田宏、洋泉社（2007）

『医療崩壊はこうすれば防げる！』本田宏、洋泉社（2008）

『医療崩壊の真実』勝又健一、アスキー・メディアワークス（2009）

『なぜかくも卑屈にならなければならないのか』野笛涼、へるす出版（2009）

『「医療崩壊」のウソとホント』本田宏、PHP 研究所（2009）

『三流になった日本の医療』若倉雅登、PHP 研究所（2009）

『世界がキューバ医療を手本にするわけ』吉田太郎、築地書館（2007）

『苦悩する市場原理のアメリカ医療―日本の開業医調査団がみた最新事情』アメリカ医療視察団、あけび書房（2001）

『医療再生はこの病院・地域に学べ！』平井愛山・神津仁ほか、洋泉社（2009）

『まちの病院がなくなる!?―地域医療の崩壊と再生』伊関友伸、時事通信出版局（2007）

『高齢者医療難民』吉岡充、村上正泰、PHP 研究所（2008）

『増税が日本を破壊する』菊池英博、ダイヤモンド社（2005）

『日本の医療に未来はあるか―間違いだらけの医療制度改革』鈴木厚、筑摩書房（2003）

『安全保障としての医療と介護』鈴木厚、朝日新聞出版（2010）

『社会的共通資本』宇沢弘文、岩波書店（2000）

『医療崩壊の真犯人』村上正泰、PHP 研究所（2009）

『医療の限界』小松秀樹、新潮社（2007）

『厚生労働省崩壊―「天然痘テロ」に日本が襲われる日』木村盛世、講談社（2009）

『医療立国論―崩壊する医療制度に歯止めをかける！』大村昭人、日刊工業新聞社（2007）

『医療立国論Ⅱ―厚生労働省解体 医療庁を設置せよ！』大村昭人、日刊工業新聞社（2008）

『医療立国論Ⅲ―民主党政権で医療制度はこう変わる！』大村昭人、日刊工業新聞社（2009）

『「医師アタマ」との付き合い方』尾藤誠司、中央公論新社（2010）

●執筆者紹介（50音順）

阿真京子（あま・きょうこ）「知ろう！小児医療　守ろう！子ども達」の会代表
伊関友伸（いせき・ともとし）城西大学マネジメント総合学科准教授
大村昭人（おおむら・あきと）帝京大学医学部名誉教授、同医療技術学部長
岡嶋道夫（おかじま・みちお）東京医科歯科大学名誉教授
加部一彦（かべ・かずひこ）愛育病院新生児科部長
上　昌広（かみ・まさひろ）東京大学医科学研究所特任准教授
久保佐世（くぼ・さよ）京都府保険医協会事務局次長
栗林令子（くりばやし・れいこ）東京保険医協会事務局次長
小松秀樹（こまつ・ひでき）亀田総合病院泌尿器科顧問
澤田石　順（さわだいし・じゅん）鶴巻温泉病院医師
申　偉秀（しん・いす）関町内科クリニック医師
鈴木　厚（すずき・あつし）川崎市立井田病院医師
高橋　太（たかはし・ふとし）神奈川県保険医協会事務局次長
高畑紀一（たかはた・のりかず）細菌性髄膜炎から子どもたちを守る会事務局長
丹生裕子（たんじょう・ゆうこ）県立柏原病院の小児科を守る会代表
永井裕之（ながい・ひろゆき）「医療の良心を守る市民の会」代表
橋本　巌（はしもと・いわお）元支払基金職員、フリーライター
尾藤誠司（びとう・せいじ）東京医療センター教育研修部臨床研修科医長、臨床研究センター臨床疫学研究室長
藤本晴枝（ふじもと・はるえ）「ＮＰＯ法人地域医療を育てる会」理事長
本田　宏（ほんだ・ひろし）済生会栗橋病院副院長
松本弘道（まつもと・ひろみち）庄内医療生活協同組合専務理事
山口　聡（やまぐち・あきら）日本経済新聞社・編集委員
山口育子（やまぐち・いくこ）「ＮＰＯ法人ささえあい医療人権センターＣＯＭＬ」事務局長
和田知可志（わだ・ちかし）元・東京保険医協会副会長

＜編集担当＞

内藤眞弓（ないとう・まゆみ）「日本の医療を守る市民の会」、ファイナンシャルプランナー
早川幸子（はやかわ・ゆきこ）「日本の医療を守る市民の会」、フリーライター

【編集】

「日本の医療を守る市民の会」

「医療制度は国の根幹に関わる問題。誰かにお任せではなく、将来世代に対して責任を負う私たち1人ひとりが声を上げていくべき」との考えから、2008年3月にフリーライターの早川幸子とファイナンシャルプランナーの内藤眞弓の2人で設立。医師、研究者、市民団体代表などを招き、医療をはじめとした社会保障に関する市民向けの勉強会を東京・中野で月に1回開催している。

http://iryo-mamorukai.com/

電話 03-3383-1018

【監修】

本田　宏

昭和29年福島県郡山市生まれ、昭和54年弘前大学医学部卒、現在埼玉県済生会栗橋病院副院長、NPO法人医療制度研究会副理事長。

1983年以来の国の医療費と医師養成抑制政策の結果、日本全国で医療崩壊がドミノ倒しの状態となっている。医療現場から真実を発信して日本の医療崩壊を阻止することは、今の世に生を受けた医師と医療関係者、そして国民に与えられた社会的責任、と訴え続けている。主な著書に「誰が日本の医療を殺すのか　医療崩壊の知られざる真実」（洋泉社）、「医療崩壊のウソとホント」（PHP研究所）、共著に「医療崩壊はこうすれば防げる」（洋泉社）などがある。

なぜ、病院が大赤字になり、
医師たちは疲れ果ててしまうのか！？
——医療をつくり変える33の方法

2010年6月1日　第1刷発行

編　者　「日本の医療を守る市民の会」
監修者　本田 宏
発行者　上野良治
発行所　合同出版株式会社
東京都千代田区神田神保町 1-28
郵便番号　101-0051
電話　03(3294)3506
振替　00180-9-65422
ホームページ　http://www.godo-shuppan.co.jp/

印刷・製本　新灯印刷株式会社
■刊行図書リストを無料進呈いたします。
■落丁乱丁の際はお取り換えいたします。

ISBN978-4-7726-0454-3　NDC364　210 × 148